Die Umsetzung einer gesunden Ernährung
beginnt nicht beim Regelnlernen, sondern
beim Verstehen.

In diesem Sinne wünsche ich Ihnen viel Spaß beim Lesen dieses
Buches und dabei Ihr eigener Ernährungsberater zu werden.
So brauchen Sie sich in Zukunft nicht mehr von den zweifelhaften
Aussagen vieler profitgieriger Hersteller verunsichern zu lassen
und können sich eine gesunde Ernährung selbst zusammen-
stellen.

Herzlich,
Ihre Miriam Eisenhauer

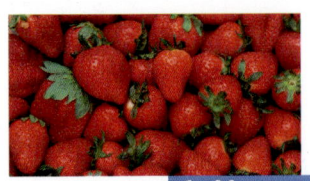

1. Vorwort — 5

1.1	Das Buch im Überblick	6
1.2	Das Prinzip GESund	7

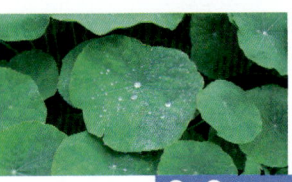

2. Gesundheit – ein vielseitiger Begriff — 9

2.1	Nahrung ergänzen – muss das sein?	10
2.2	Beispiele typischer (Irr)Wege bei der Suche nach schnellen Lösungen	12

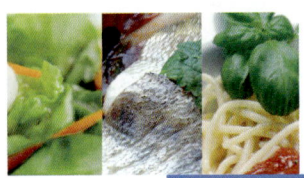

3. Bausteine des Essens und ihre Wirkung — 15

3.1	Fett – die Reserveenergie	16
3.1.1	Cholesterin: „gutes" und „schlechtes" - wer hat das eigentlich erfunden?	18
3.1.2	Was sind denn nun die Fettsäuren?	22
3.1.3	„Die guten Omega-3 Fettsäuren..."	24
3.2	Kohlenhydrate - schnelle bis langsame Energie	30
3.2.1	Kohlenhydrate im körperlichen Stoffwechsel	38

3.2.2	Ein Kommentar zu den Süßstoffen	40
3.3	Eiweiß – die Bausubstanz	41
3.3.1	Aminosäuren – die Eiweißbausteine	45
3.3.2	Glutamat: Geschmacksverstärker oder Aminosäure?	47
3.4	Alkohol – Energielieferant und Sparbrötchen	49
3.5	Vitalstoffe – die Schützer und Heiler	51
3.5.1	Vitamine und Mineralstoffe	51
3.5.2	Sekundäre Pflanzenstoffe	52

4. Das Prinzip GESund 56

4.1	G für GEMÜSEBEILAGE	59
4.2	E für EIWEISSBEILAGE	63
4.2.1	Fleisch	66
4.2.2	Fisch	68
4.2.3	Milchprodukte	69
4.2.4	Eier	72
4.2.5	Nüsse	73
4.2.6	Kerne	75
4.2.7	Hülsenfrüchte	76
4.2.8	Sprossen	78
4.2.9	Pilze	80
4.3	S für SÄTTIGUNGSBEILAGE	82
4.4	NACHSPEISEN	86
4.5	Mahlzeiten – ein altes Ritual und so wichtig	90
4.6	Beispiele für unausgewogene G, E, S Gruppen	94

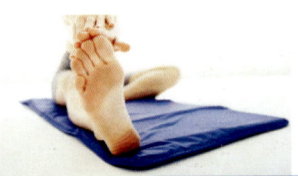

5. Wie werde ich nur die hartnäckigen Fettpölsterchen los? — 100

5.1	Übergewicht ist kein Vermächtnis!	100
5.2	Die Stoffwechsel-Aktualisierung	108
5.2.1	Phase 1: der Neustart	113
5.2.2	Phase 2: Urlaub für die Bauchspeicheldrüse	115
5.2.3	Phase 3: Fettverbrennung auf Hochtouren	118
5.2.4	Phase 4: gesunder Körper mit dem Prinzip GESund	122
5.3	Wege entstehen, indem man sie geht.	125
5.3.1	Zucker für die Seele	126
5.3.2	Bewegung: Qualität statt Qual	128

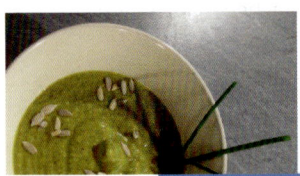

6. Rezepte — 130

6.1	Das Frühstück	131
6.2	Das Mittag- und das Abendessen	132
6.3	Vierte Mahlzeit: der Zwischensnack	142
	Buchempfehlungen	143
	Meine Rezepte	144

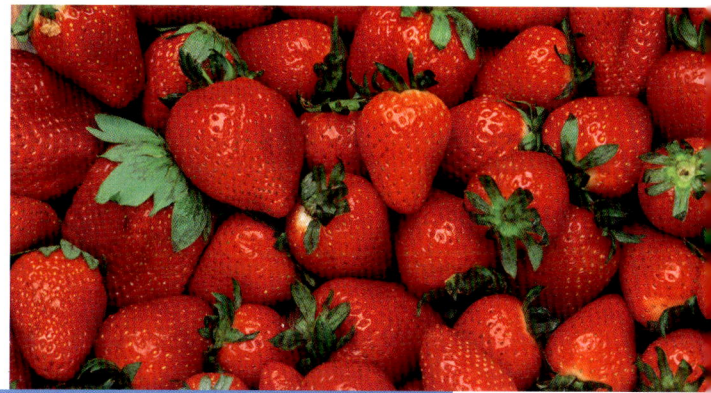

1. Vorwort

Viele Nahrungsmittel, die uns ständig vor Augen geführt werden, sind nicht diese, die uns im alltäglichen Verzehr gut tun werden. Das wird an den vielen Beschwerden und Volkskrankheiten deutlich. Diese reichen von Übergewicht und Verdauungsproblemen bis hin zu Diabetes Mellitus, Herzkreislauferkrankungen und verschiedenen Krebsarten. In diesem Buch erlernen Sie eine ausgewogene Ernährungsform, die leicht anzuwenden ist und keine Nahrungsmittel verbietet. Sie bringt viele entgleiste Stoffwechselmechanismen wieder ins Gleichgewicht.

Gesund ernährt sich, wer versteht.

Geläufige Speisepläne sind arm an Ballaststoffen und reich an Haushaltszucker, tierischem Fett und zu viel Eiweiß. Durch den hohen Verzehr an Fertigprodukten werden zu viele minderwertige und schädliche gehärtete Fette aufgenommen.

Rechtzeitiges Umdenken ist wichtig!

Eine der Folgen dieser Ernährungsweise ist ein unausgeglichener Blutzuckerspiegel, der neben dem gesteigerten Verlangen nach süßen Speisen zu Müdigkeit und Konzentrationsschwäche führen und sich somit negativ auf die mentale Leistungsfähigkeit auswirken kann.

Das spürt man besonders, wenn man geistig gefordert ist, wie im Beruf oder während des Lernens, aber auch in der Freizeit ist es hinderlich, wenn man sich schlapp und antriebslos fühlt.

Ist die Energiebilanz über längere Zeit zu hoch (das bedeutet, dass dem Körper mehr Energie zugeführt wird, als er verbrauchen kann), und kann diese durch Bewegung nicht ausgeglichen werden, lagert der Körper überflüssiges Fett ein. Die Folgen sind erst Übergewicht und später Adipositas (übersetzt heißt das Fettsucht).

Neben der seelischen Belastung tritt dieses massive Übergewicht häufig in Verbindung mit dem „Metabolischen Syndrom", auch tödliches Quartett genannt, auf. Dieses ist ein sich wechselseitig begünstigendes Konglomerat an Stoffwechselerkrankungen: Bluthochdruck, Fettstoffwechselstörungen, Insulinresistenz, die sich bis zum manifesten Diabetes Mellitus entwickeln kann, und der koronaren Herzerkrankung – einer Spätfolge eines langjährigen mangelhaften Ernährungs- und Lebensstils.

1.1 Das Buch im Überblick

Zu Beginn lernen Sie anschaulich die Grundnährstoffe und deren Wirkungen im Körper kennen. Dabei werden die geläufigen Nahrungsmittel nach der Menge ihrer Grundnährstoffe verschiedenen Gruppen zugeordnet. So werden Sie mehr Sicherheit bei der Nahrungsmittelauswahl bekommen – beispielsweise beim Einkaufen oder bei der Außerhausverpflegung.

Sie lernen dann das **Prinzip GESund** kennen, wie es kinderleicht im Alltag umzusetzen ist, und wie es Ihnen ein Stück mehr Gesundheit bereitet, egal in welcher körperlichen Verfassung Sie sich momentan befinden. Anhand einiger Graphiken und gut verständlicher Texte erlernen Sie die Methode, die Ihnen dabei helfen wird, Ihren körperlichen Zustand in erster Linie durch Ihre Ernährung zu verbessern.

Das vorletzte Kapitel ist für Leser geschrieben, die überflüssige Pfunde nachhaltig verlieren möchten. Sie werden erfahren, wie gesundheitsbewusste Körpergewichtsreduktion durch das Prinzip GESund richtig funktioniert und Sie werden die Mechanismen verstehen, die einzelne Nahrungsmittel in Ihrem Stoffwechsel auslösen. Im letzten Kapitel des Buchs finden Sie Rezeptvorschläge, zum Ausprobieren und Neukreieren.

Das Prinzip GESund ist einfach zu verstehen, schnell verinnerlicht und somit gut umzusetzen. Der GES-Kreis, den Sie im Folgenden kennen lernen, zieht sich wie ein roter Faden durch die einzelnen Kapitel. Als Hilfestellung in Ihrem neuen Essverhalten wird er das auch in Ihrem Leben tun, bis er zu einer Gewohnheit wird – übrigens eine Gewohnheit, die noch für unsere Großeltern selbstverständlich war. Sollten Sie an einer Nahrungsmittelintoleranz, -malabsorption oder -allergie leiden, vegetarisch oder vegan leben, dann ersetzen Sie die Nahrungsmittel durch andere in der Gruppe. Das Prinzip GESund ist für jeden geeignet.

1.2 Das Prinzip GESund

Vollwertig essen und dabei die körpereigene Insulinantwort niedrig halten. Hierbei geht es nicht allein um die Blutzuckerantwort einzelner Lebensmittel, sondern auch um die Beschaffenheit und das Zusammenspiel der einzelnen Nährstoffe. Es handelt sich nicht um Trennkost – ganz im Gegenteil! Die Risiken von Ernährungsformen wie „Low Fat" und „Low Carb" werden Ihnen hier erklärt. Im Gegensatz zu bekannten eiweißbetonten Ernährungsformen wird beim Prinzip GESund darauf geachtet, dass sich die Eiweißzufuhr in den empfohlenen Grenzen bewegt und auch nicht nur über tierische Nahrungsmittel zugeführt wird.

Das **Prinzip GESund** ist mit den Referenzwerten für die Nährstoffzufuhr und den Empfehlungen für gesunde Ernährung der Deutschen Gesellschaft für Ernährung e. V. (DGE) konform. Doch wird beim **Prinzip GESund** der Focus anders und auch auf weitere Nahrungsmittelgruppen gerichtet.

Die uns geläufigen Bilder der Ernährungspyramide oder dem Ernährungskreis werden durch die Unwissenheit vieler Verbraucher und mit dem Kalkül der Lebensmittelindustrie häufig falsch interpretiert. So entsteht eine Ernährungsform, die noch mehr tierische Produkte enthält als zuvor. Zuviel davon schadet der Gesundheit und auch der Umwelt. Im Zuge der hohen Produktion an Fleisch, Fisch, Milchprodukten und Eiern, meist verbunden mit katastrophalen Bedingungen in der Nutztierhaltung, wird die allgemeine gesundheitliche Situation der hiesigen Konsumenten verschlimmert.

In diesem Buch sind die Körperstoffwechselreaktionen teilweise vereinfacht dargestellt, damit das Eigentliche gut verstehbar wird. Auch bei den Nahrungsmitteln wird hauptsächlich auf diejenigen eingegangen, die dem Durchschnittskonsumenten gut zugänglich sind. Wen es inspiriert, sich tiefer in die Materie einzuarbeiten, der schaue in die Empfehlungen am Ende des Buches.

Alle Nährwerte, die Ihnen im Folgenden begegnen, sind mit der Ernährungssoftware DGE-PC professional Version 5.0 (Herausgeber DGE) berechnet worden. Teilweise sind es auch Durchschnittswerte der Analysen von Verpackungsangaben geläufiger Nahrungsmittel, die wiederum mit der eben genannten Software abgeglichen wurden.

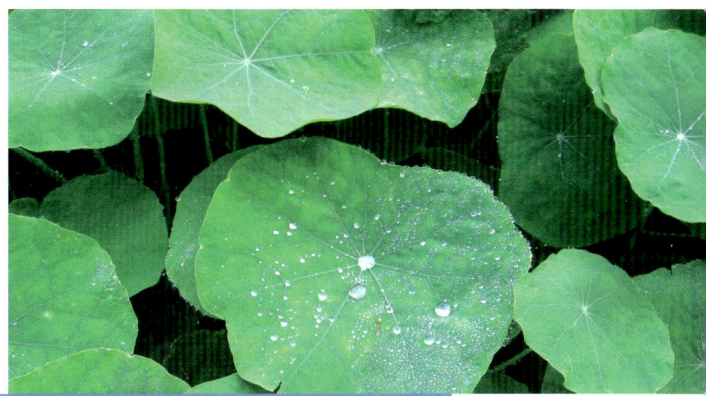

2. Gesundheit – ein vielseitiger Begriff

Wann ist ein Mensch gesund? Ist der Mensch gesund, wenn er nicht krank ist? Und wann ist er krank? Mit diesen Fragen haben sich bereits viele weise Menschen beschäftigt. „Krankheit manifestiert sich als Störung und meldet sich mit Symptomen" – so definieren es die Ärzte. Aber gibt es denn ein Individuum, das absolut symptomfrei auf dieser Erde existiert? Krankheit als das Gegenteil von Gesundheit zu betrachten, ist somit unmöglich. Sonst leben wir wahrhaft in einer Welt voller Kranker. Gesundheit und Krankheit sind also zwei Begriffe, die ineinander übergehen.

Gesundheit: das größte Gut!

In der Vergangenheit konnte man die Begriffe eher voneinander trennen, da Krankheit meist tödlich ausging und die weniger tragischen Erkrankungen, wie beispielsweise ein Schnupfen, vom Großteil der Bevölkerung nicht als Krankheit angesehen und gepflegt wurden, weil die Versorgung weiterlaufen musste. In der heutigen Zeit und in den industrialisierten Lebensräumen werden wir mit einer Fülle von Krankheiten und Symptomen konfrontiert, die individuell erlebt werden.

"Wer keine Zeit für seine Gesundheit hat, wird eines Tages Zeit haben müssen, krank zu sein"

(S. Kneipp)

Hierzu ein Beispiel zweier ernährungsbedingter Erkrankungen:

Ein Mensch fühlt sich scheinbar gesund und doch befindet er sich an der Schwelle zum Diabetes Mellitus – oder gar zu einem Herzinfarkt. Ein Anderer fühlt sich krank, weil er unter einem Reizdarmsyndrom, also einem unkontrollierbaren wechselhaften Auftreten von Durchfällen und Verstopfungen leidet. Das ist unangenehm, jedoch nicht lebensbedrohlich. So kann Krankheit unterschiedlich empfunden werden.

Die Medizin bietet Chancen Krankheiten zu heilen oder soweit einzudämmen, dass Kranke wieder leistungsfähig werden und mehr Wohlbefinden verspüren. Zum Einen ist das gut und bereichernd, aber gefährlich wird es, wenn warnende Signale des Körpers einfach ignoriert oder durch Medikamente ausgeschaltet werden. Damit sind Medikamente angesprochen, die die Zeichen des Körpers zugunsten unserer alltäglichen Anforderungen ausschalten, wie beispielsweise Blutdruck senkende, Herzkranzgefäß erweiternde, Harnsäure neutralisierende oder Insulin ergänzende Präparate. Dabei würden die Warnungen des Körpers oft durch bestimmte Änderungen der Ernährung und etwas mehr Bewegung schnell wieder verschwinden.

2.1 Nahrung ergänzen – muss das sein?

Nach den Aussagen verschiedener Anbieter benötigt der Mensch in unseren Breitengraden angeblich viele Mittel, um gesund zu bleiben. Wissenschaftler warnen immer wieder, dass der Bedarf an verschiedenen Nährstoffen durch unsere durchschnittliche Ernährung nicht gedeckt wird. Diesen Mangel versuchen viele mit Nahrungsergänzungsmitteln und so genannten „Funktionellen Lebensmitteln" zu kompensieren. Diese können jedoch viele ihrer Versprechen nicht halten, denn die Vitamine, Mineralstoffe und sekundären Pflanzenstoffe, die in Tablettenform oder auch Nahrungsmitteln industriell zugesetzt werden, sind nur ein Bruchteil der positiven Stoffe, die in natürlichen Lebensmitteln vorkommen. Trotzdem werden sie gekauft, und bei der Produktion wird auf das Gesundheitsbewusstsein und die Unsicherheit der Konsumenten gesetzt.

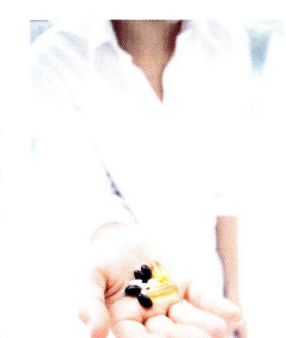

Leider machen sich viele erst Gedanken um ihre Gesundheit, wenn sie unter starken Symptomen leiden. Symptome wie Bluthochdruck, Fetteinlagerung, Magen-Darmbeschwerden, schmerzende Gelenke, sind häufig Folgen einer ungesunden Ernährung und vom alltäglichem Stress. Der Mensch ist sozusagen aus seiner Balance geraten und möchte so schnell wie möglich diesen Zustand wieder herstellen, um sich gut zu fühlen und effektiv wirken zu können. Deshalb sind vermeintlich schnelle Hilfen oft willkommen. Doch leider bereiten diese Mittelchen langfristig häufig keine Verbesserung, sondern in manchen Fällen sogar eine Verschlechterung der Situation.

Gesundheit betrifft jeden!

Den Konsumenten wird vorgegaukelt, sie müssten durch die Einnahme dieser Produkte ihren Lebensstil nicht ändern, was aber in den meisten Fällen nicht stimmt. Viele fallen auf derartige Produkte herein und geben viel Geld dafür aus, bis sie sich dazu durchringen, grundlegend etwas an ihrem Ernährungs- und Lebensstil zu ändern.

Lesen Sie dieses Buch und achten Sie in Zukunft mal bei Ihrem Einkauf darauf, was Ihnen die Hersteller alles als **g e s u n d** verkaufen wollen. Sie werden unter anderem stark zuckerhaltige Joghurts und Drinks mit probiotischen Kulturen oder Vitamin D (das der Körper übrigens selbst herstellen kann), oder mit Vitaminen angereicherte fette Würstchen sowie ballaststoffarme und zuckerreiche Frühstückscerealien finden.

2.2 Beispiele typischer (Irr)Wege bei der Suche nach schnellen Lösungen

BEISPIEL 1

Dennis, 27 Jahre, leidet an seinem Übergewicht. Er meldet sich in einem Fitnessstudio an und beginnt mit einem harten Muskelaufbautraining. Die Gebühr für dieses Studio ist ziemlich günstig, dafür gibt es aber auch kaum qualifiziertes Personal, so dass ihn niemand darauf aufmerksam macht, dass er sich mit seiner „Viel bringt viel!"-Methode beim Gewichte stapeln auf kurz oder lang die Gelenke verschleißt. Dann erfährt er von seinem Trainingsnachbarn, dass Protein-Shakes gut wären für den Körperfettabbau. Er kauft sich eine Dose von dem Pulver und ersetzt bzw. ergänzt damit nun mehrere Mahlzeiten. Und siehe da, durch das Training und das viele Eiweiß in seiner Ernährung wachsen seine Muskeln, und diese verbrennen nach und nach das ungeliebte Unterhautfett.

Doch wie sieht es in seinem Körper aus?
Seine Leber und Nieren schreien bereits, weil sie die Unmengen an Eiweiß nur unter Schwerstarbeit verarbeiten können. Seine Gelenke, die durch das harte Training nun schon stark überlastet und verschlissen sind, werden im Laufe der Zeit noch einer weiteren Belastung ausgesetzt: Er glaubt, an seinen Ernährungsgewohnheiten nicht mehr viel ändern zu müssen, denn sein nun muskulöser Körper kann viel Nahrung umsetzen, ohne dass Fett eingelagert wird. Durch seinen hohen Verzehr an Fleischprodukten über viele Jahre hinweg bilden sich jedoch entzündungsfördernde Stoffe in seinem Körper, die zu Arterienverengung führen können. Ebenso bilden sich Ablagerungen in seinen Gelenken und durch den hohen Entzündungswert besteht die Möglichkeit, unter Arthritis zu leiden.

Wenn es dann in einigen Jahren soweit ist, wird er sich wundern – hat er doch so viel Sport getrieben und sich nach seinen Kenntnissen gesund ernährt. Er erfährt, dass Fischölkapseln mit Omega-3 Fettsäuren gut gegen die Gelenkschmerzen wären und nimmt diese ein paar Wochen ein. Doch wie können diese Fettsäuren in solch verhältnismäßig kurzer Zeit das aufwiegen, was bereits zu Beginn hätte geändert werden müssen?

Außerdem sind Omega-3 Fettsäuren auch noch in vielen anderen Lebensmitteln enthalten, die ganz einfach in den täglichen Speiseplan integriert werden können. Lesen Sie dazu das Kapitel 3.1.3.

Die Geschichte von Dennis könnte folgendermaßen weitergehen: Er hört wegen der starken Schmerzen auf zu trainieren. Damit würde er weniger muskulös werden und wieder an Fettmasse zulegen, wenn er nichts an seiner Ernährung ändert. Somit sind weitere Erkrankungen wie Diabetes Mellitus, Bluthochdruck und Arteriosklerose vorprogrammiert.

Vielleicht geht er auch zu einem Arzt aufgrund seiner Gelenkbeschwerden und bekommt vorerst ein Schmerzmittel verschrieben. Das wird ihm neben der Gefahr der schnellen körperlichen Abhängigkeit (nicht unüblich bei diesen Präparaten), schon bald auf den Magen schlagen. Vielleicht wird er dann etwas an seiner Ernährung ändern. „Ich vertrage nicht mehr so viel Scharfes oder Süßes, und Alkohol geht auch nicht mehr so gut..." denkt er sich vielleicht. Vielleicht passiert auch nichts, und er wird wieder gesund. Die Wahrscheinlichkeit hierfür wäre 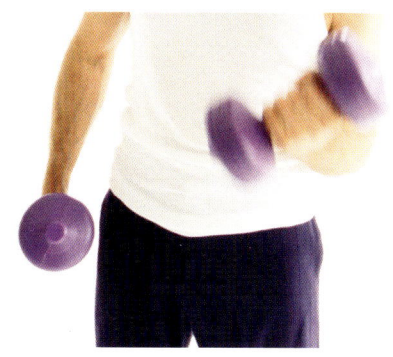 am größten, wenn er beispielsweise zu einem Fachmann geht, der ihm die Phänomene seines Stoffwechsels erklärt und ihm eine Ernährungsumstellung sowie ein schonenderes Training empfiehlt. Es sind immer verschiedene Wege, die uns zu bestimmten Punkten führen. Bestimmen Sie Ihren Weg mit!

BEISPIEL 2

Sibylle, 45 Jahre, leidet hin und wieder unter ihrem geblähten Bauch, ohne dass eine Unverträglichkeit oder Vorerkrankung vorliegt. Bei einem Spaziergang erzählt ihr eine Freundin, was ihr helfen könnte: Sie solle doch jeden Morgen einen speziellen Joghurt verzehren, dem ganz besondere Kulturen zugesetzt wurden, die gut für ihren Darm sind. Begeistert kauft sich Sibylle für die nächsten Wochen diesen Joghurt. Was sie nicht wissen konnte war, dass ihre Blähungen aus einer ballaststoffarmen und zuckerreichen Ernährungsform resultieren.

Dadurch hat sich das Bakterienmilieu in ihrem Darm verschoben, und die freundlichen Bakterien sind zu Gunsten der krankmachenden verdrängt worden. Natürlich hat es für den Moment einen Effekt, wenn Sie nun von Außen freundliche Bakterien zuführt. Aber meist sind die Bakterienkonzentrationen in solchen Produkten nicht sehr hoch, und nach dem langen Weg durch Magen und Dünndarm sind am Ende nicht mehr viele übrig. Das weitaus Schlimmere ist jedoch, dass ihr Lieblingsjoghurt mit Vanillegeschmack zu viel (Haushalts-) Zucker (bis zu 16 %!!!) enthält, sodass sie damit den krankmachenden Bakterien einiges zum Futtern gibt. Diese treffen nun gestärkt auf ein paar von den Freundlichen, die im Dickdarm angekommen sind und haben leichtes Spiel mit ihnen. Viel besser wäre es, wenn Sibylle morgens einen Naturjoghurt, der in seiner Verarbeitung nicht ultrahocherhitzt wurde, essen würde. Bei ultrahocherhitzen Produkten sterben nämlich die freundlichen Bakterien ab, die sich natürlicherweise im Joghurt befinden. Oder sie setzt selbst einem Naturjoghurt freundliche Bakterien (als r e i n e s Pulver in der Apotheke erhältlich) zu. Dann mischt sie ein paar Körner, Vollkornflocken und frische Apfelstücke in den Joghurt, weil sie erfahren hat, dass da viele Ballaststoffe drin sind, und diese das Futter von den freundlichen Bakterien sind. Zusätzlich verzichtet sie eine Zeitlang auf Haushaltszucker und Süßigkeiten – schneidet also den krankmachenden Bakterien in ihrem Dickdarm die Futterzufuhr ab.

Geschichten aus der Darmregion

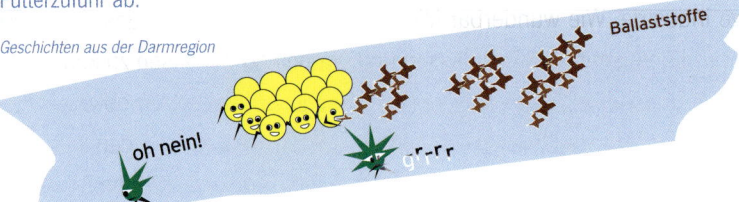

Nach ein paar Tagen ist ihr Stuhlgang reguliert, ihr Bauch nicht mehr gebläht und sie fühlt sich rundum wohler!

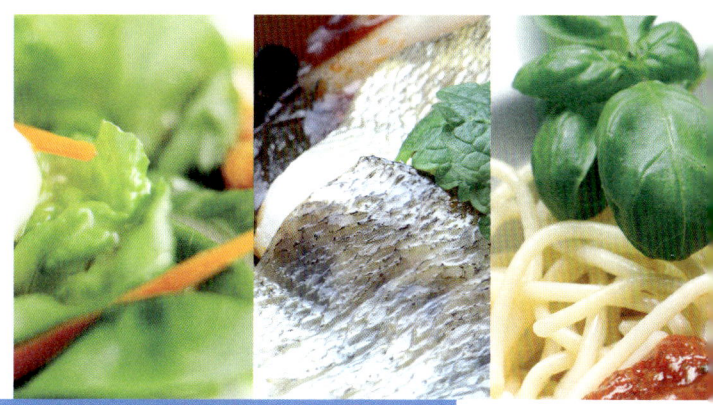

3. Bausteine des Essens und ihre Wirkung

In diesem Kapitel erfahren Sie die Hintergründe zur Energie- und Stoffwechselwirkung einzelner Nährstoffe.

Wie entstand das Kalorienzählen?

Das Wort „Kalorie" kommt von „calor" = Wärme. Es entstand, als Wissenschaftler Nahrung verbrannten, um deren Brennwert also den Energiegehalt zu messen. Dabei wurde nach den drei Grundnährstoffen Fett, Eiweiß und Kohlenhydrate unterschieden.

Zucker (Kohlenhydrat) verbrennt beispielsweise schneller als Öl (Fett). Fett, wie Lampenöl, kann eine Flamme also länger am Brennen halten als Holz (besteht aus Zellulose: Kohlenhydrat). Fett liefert damit auch mehr Wärme, also Energie, also Kalorien.

Eiweiß und Kohlenhydrate haben dagegen nur knapp die Hälfte des Energiegehaltes von Fett. Aus diesem Grund entstanden die fettarmen so genannten „Low Fat"-Ernährungsformen und die dazugehörige Industrie. Wie wunderbar klingt es schließlich, einfach das Fett in den Lebensmitteln wegzulassen und doppelt so viel essen zu können! Wie Sie bestimmt wissen, ging das Konzept nicht auf, obwohl immer noch viele derartige Produkte in den Supermärkten in den Regalen stehen. Es ist nämlich nicht so, dass wir einen Verbrennungsofen in uns tragen. Vielmehr verarbeiten wir die drei Grundnährstoffe nach dem Runterschlucken der Nahrung ganz unterschiedlich. Wenn also von Energie durch Nahrung gesprochen wird, handelt es sich um Energie zum sofortigen Verbrauch oder zur Speicherung, denn der Körper speichert Energie in körpereigenen Nährstoffen in seinen Reservekammern Leber, Muskel- und Fettgewebe.

Vitamine, organischen Säuren, Alkohol, Enzymverbindungen oder sekundäre Pflanzenstoffe tragen nicht zur eigentlichen Energiegewinnung bei, da sie natürlicherweise nur in geringen Mengen in unseren Nahrungsmitteln enthaltenen sind. Eine Ausnahme ist hier jedoch der Alkohol, der in isolierter Form in uns bekannter „Flüssignahrung" sehr wohl zur Speicherung von Energiereserven beiträgt und deshalb hier in einem Unterkapitel behandelt wird.

Mineralstoffe sind die Stoffe, die nach einer wirklichen Verbrennung übrig bleiben würden – die so genannte Asche. Sie haben deshalb keinen Brennwert. Von Vorteil ist da natürlich, dass diese im Gegensatz zu den Vitaminen vollkommen hitzeresistent sind und somit beim Kochen nicht ihre Wirkung verlieren.

3.1   Fett – die Reserveenergie

Fett ist der Grundnährstoff mit der höchsten Energiedichte – nämlich 9,1 Kilokalorien pro Gramm Fett. Laut den Vorgaben der DGE soll die zugeführte Fettmenge beim Erwachsenen 30 % der empfohlenen Nahrungsenergie nicht überschreiten.

Das hört sich recht kompliziert an!

Und schon steht sie vor dem nächsten Problem:

In welchem Tagesspeiseplan sind denn diese 77 g Fett enthalten? Sie müsste nun damit anfangen, all ihre Speisen zu berechnen – ständig die Fettgehalte beachten und ausrechnen, wie viel Fett sie nun durch wie viel Gramm ihres verzehrten Snacks zu sich genommen hat. **Das macht einen doch verrückt!!!**

Und ich lege noch eins obendrauf:

Der Fettgehalt verschiedener Lebensmittel wird vom Körper verschieden verstoffwechselt, je nachdem in welchem Lebensmittel das Fett enthalten ist und aus welchen Komponenten die Mahlzeit bestand. Zum Beispiel gelangt das Fett aus Nüssen, Kernen oder Getreidekörnern (beispielsweise aus Flocken) in weitaus geringeren Mengen in den Blutkreislauf als das Fett aus Butter, Ölen, Schokolade, Wurst, Käse etc., weil der komplette Aufspaltungsprozess länger dauert als die Reise durch den Darm. Ganz unvermeidbar ist dieses Phänomen hin und wieder auch nach dem Toilettengang erkennbar.

Und noch etwas:

Durch die aufgenommene Nahrung, aber auch durch bestimmte Lebensumstände, werden im Stoffwechsel verschiedene Botenstoffe gebildet, die für die Einlagerung von Fett in das Gewebe und andere die zur Auslagerung von Fett aus dem Gewebe sorgen.

All diese Mechanismen machen es sehr schwierig, die eigene Fettaufnahme ins Gewebe durch Werte aus Tabellen zu kontrollieren! Die Referenzwerte für Nährstoffe der DGE sind wichtig für die Forschung, zum Beispiel wie sich ein zu hoher Fettverzehr in einer Zunahme von Übergewicht und Erkrankungen in unserer Gesellschaft niederschlägt. Hilfreich sind die Referenzwerte auch für die Ernährungsberatung, denn wenn jemand täglich viel mehr Fett zu sich nimmt als empfohlen, kann hier die Ursache für Übergewicht oder schlechte Blutfettwerte vermutet werden.

Im Allgemeinen ist es jedoch besser, die Zusammenhänge zu verstehen und sich an einfache Prinzipien zu halten, die dann auch leichter umsetzbar sind. Das **Prinzip GESund** gibt Ihnen diese Möglichkeit!

In den folgenden drei Unterkapiteln erfahren Sie viel Hintergrundwissen über die unterschiedlichen Auswirkungen von tierischem und pflanzlichem Fett im Körperstoffwechsel, was gutes und schlechtes Cholesterin ist und dass Omega-3 Fettsäuren nicht nur in Fischöl vorkommen.

3.1.1 Cholesterin:
„gutes" und „schlechtes" – wer hat das eigentlich erfunden?

Cholesterin zählt nicht zu den Nahrungsfetten, sondern ist ein Fettbegleitstoff. Cholesterin ist Bestandteil unserer Zellmembranen und

FETT

	sichtbar	unsichtbar
Fett tierischer Produkte		
Fleisch	Pures Fett am Fleischrand (z.B. beim Schinken), zugesetzte Fettstücke (z.B. in der Salami), unter und in der Haut (z.B. Geflügel) Sichtbares Fleischfettgewebe besteht zu mindestens 80 % aus Fett. Schmalz besteht zu 99 – 100 % aus Fett.	Mageres Muskel- oder Organfleisch (1 – 5 %) Fetthaltiges/durchwachsenes Muskel- oder Organfleisch (5 – 15 %) Hackfleisch (10 – 25 %) Brühwursterzeugnisse wie Würstchen, Fleischwurst, Fleischkäse, Lyoner, etc. (20 – 30 %)
Fisch	Fischöl besteht zu 99 – 100 % aus Fett Beim Fisch ist das eher schwierig. Manchmal sieht man etwas Fischfett unter der Haut.	Magerer Fisch und Meeresfrüchte (1 – 5 %) Fetter Fisch z.B. Makrele (5 – 17 %) Aal (25 %) Geräucherte Fische enthalten noch mehr Fett wegen des Wasserentzugs.
Milchprodukte	Butter (82 – 90 %) Butterschmalz (99 – 100 %) Butter ohne Milchzucker und -eiweiß, auch bekannt als Ghee	Milch, Joghurt und Buttermilch (0,1 – 10 %) Frischkäse (5 – 30 %), Käse (10 – 30 %) (Streich-) Rahm, Saure Sahne, Schmand, Süße Sahne, Crème fraîche (10 – 30 %) (Mager-)milchpulver (10 – 26 %) in Fertigprodukten/Süßigkeiten
Ei		Nur im Eigelb (30 %), im Teig vieler Fertigprodukte, z.B. Kuchen und Nudeln
Fett pflanzlicher Produkte		
Samen/Kerne	Kernöl z.B. Sonnenblumen- oder Kürbiskernöl (98 – 100 %)	Samen und Kerne (30 – 50 %) häufig im Müsli oder auf/im Brot/Brötchen
Getreide (Vollkorn)		(Vollkorn-) Getreidemehl und -flocken (2 – 7 %), als Flocken in Müslis, Mehl in Teigprodukten wie Nudeln, Brot, Kuchen...
Nüsse	Nussöl z.B. Walnussöl (98 – 100 %)	Nüsse (48 – 73 %) hauptsächlich in Müslis, Kuchen, Keksen aber auch im Brot
Hülsenfrüchte	z.B. Sojaöl (98 – 100 %)	Gare Bohnen, Linsen, Erbsen (0,5 – 3 %) Ausnahme: Sojabohnen (6 %) Sojaprodukte: Tofu (6 – 9 %) oder Sojajoghurt (2,5 – 3,5 %)
Sonstige Pflanzen	z.B. Oliven- oder Rapsöl (98 – 100 %)	Schwarze Oliven (36 %), Avocado (12,5 %) und daraus hergestellte Aufstriche, grüne Oliven (13 %) Alles unter 0,5 %: sonstiges Obst und Gemüse (0,2 – 0,4 %), Pilze (0,5 %), Sprossen (0,3 – 1,2 %)

Tabelle 1

Ausgangsprodukt von Gallensäuren (wichtig bei der Fettverdauung) sowie bestimmter Hormone und Vitamin D (welches im Körper dann bei Tageslicht gebildet werden kann).

Der Körper kann Cholesterin selbst herstellen. Wir müssen es also nicht unbedingt mit der Nahrung aufnehmen. Als Bestandteil der Zellmembranen ist es in allen tierischen Nahrungsmitteln enthalten. Die Cholesterinwerte von magerem Fleisch sind daher fast genauso hoch wie die von fettem Fleisch. Da es jedoch ein Fettbegleitstoff ist, kommt es auch im Milchfett und somit in allen fetthaltigen Milchprodukten vor. Reichlich bis mäßig viel Cholesterin ist in Eiern, Sahne, Meeresfrüchten, Käse, Fleisch und Fisch enthalten. Ein Speiseplan auf dem häufig diese Lebensmittel stehen, kann auf Dauer zu Arterienablagerungen führen. In bestimmten Mengen, wie beim Prinzip GESund, kann der Körper gut mit dem zugeführten Cholesterin umgehen.

Pflanzen enthalten in ihren Zellmembranen ebenso einen Fettbegleitstoff – ein sekundärer Pflanzenstoff namens Phytosterin, der dem Cholesterin in seinem Aufbau sehr ähnlich ist. Die Phytosterine konkurrieren nach dem Verzehr mit dem aufgenommen Cholesterin im Stoffwechsel und senken somit nachweislich den körperlichen Cholesterinspiegel.

Das, was unter „gutem" und „schlechtem" Cholesterin bekannt wurde, sind Transporter, die in unseren Blut- und Lymphbahnen Fett und Cholesterin transportieren. Die Transporter, die Fett und Cholesterin in das Gewebe bringen, nennt man schlechtes Cholesterin (in der Fachsprache: LDL), und die Transporter, die Fett und Cholesterin aus dem Gewebe herausholen nennt man gutes

Cholesterin (in der Fachsprache: HDL). Würden die Erfinder dieser Zuordnung in einem Land leben, in dem Nahrungsmittel knapp sind, würden sie vielleicht „gut" und „schlecht" den Transportern umgekehrt zuordnen, denn unsere Zellen benötigen das Fett und das Cholesterin, um sich gesund auszustatten.

Nun leben wir aber hier in einem Schlaraffenland, wo an jeder Ecke Lebensmittel, meist tierischer Herkunft, zu erwerben sind.

Fließen zu viele mit Fett und Cholesterin gefüllte Transporter (LDL) ins Gewebe, passiert Folgendes: Der Transporter dockt an einem Rezeptor der Gefäß-(Arterien)-Innenwand an, um seinen Inhalt an das Gewebe abzugeben. Über den Rezeptor gelangt der Transporter in die Zelle. Der nächste Transporter klopft an und darf rein. Der Rezeptor kann nicht, wie es häufig im Stoffwechsel der Fall ist, durch ein Zuviel herunterreguliert werden, sodass das Tor zu bleibt, wenn es

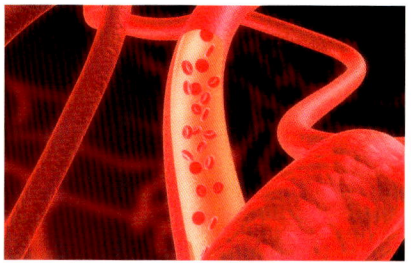

Arterie mit fließendem Blut

genug ist. Vielmehr lässt er alles rein, was kommt. In diesem Fall kommt einiges, was zu einer Überfüllung der Zelle mit Fett und Cholesterin führt. Wenn dieser Vorgang längere Zeit (meist Jahrzehnte) durch falsche Ernährung andauert, bilden sich Auswölbungen an den Gefäß-Innenwänden. Entzündungs- und Blutgerinnungsreaktionen (begünstigt durch zuviel an Hormon 3 (siehe folgendes Kapitel), aber auch durch Rauchen, Bewegungsmangel und Stress) spielen nun in einem komplexen Vorgang bei der Entstehung von Arteriosklerose eine große Rolle. Die betroffenen Gefäße verengen sich, weil sich verschiedene Stoffe – u.a. auch Kalzium – an der entzündeten Stelle absetzen. Deshalb spricht man umgangssprachlich auch von Arterienverkalkung.

Arteriosklerose ist mittlerweile neben Krebs zu einer der häufigsten Todesursachen in den Industrienationen geworden.

3.1.2 Was sind denn nun die Fettsäuren?

Fett ist ein Stoff, der aus einem Baustein mit meist drei gebundenen Fettsäuren besteht. Den Begriff Fettsäuren kennen Sie bestimmt von verschiedenen Produkten z.B. „Mit vielen ungesättigte Fettsäuren."

oder „Jetzt mit weniger gesättigten Fettsäuren".

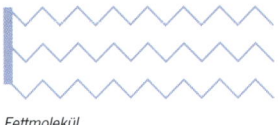

Fettmolekül

Die Eigenschaften eines Fettes hängen von der Kettenlänge und der Anzahl der Doppelbindungen der jeweiligen Fettsäure ab. Als Beispiel können Sie den Schmelzpunkt als Eigenschaft betrachten. Butter, die mehr gesättigte Fettsäuren enthält, wird erst bei Raumtemperatur weich. Pflanzenöle, die gewöhnlich mehr ungesättigte Fettsäuren enthalten, sind im Kühlschrank immer noch flüssig.

Gesättigte Fettsäure = **keine** Doppelbindung in der Kette
Einfach ungesättigte Fettsäure = **eine** Doppelbindung in der Kette
Mehrfach ungesättigte Fettsäure = **mehrere** Doppelbindungen in der Kette

GEHÄRTETE FETTSÄUREN:

Doppelbindungen ungesättigter Fettsäuren werden chemisch aufgebrochen. Preiswerte Pflanzenöle werden zu festen Fetten verwandelt, die für die Lebensmittelindustrie brauchbare Eigenschaften wie lange Haltbarkeit aufweisen. Sie kommen in einigen Margarinen, abgepackten Keksen und Kuchen, Panaden und weiteren Fertigprodukten vor. Sie haben keinen Gesundheitswert und schaden bei zu hoher und langer Zufuhr dem Herz-Kreislauf-System.

Fettsäuren in der Nahrung und ihre Wirkung auf die HDL-/LDL-Transporter:

■ **Gesättigte Fettsäuren**

(z.B. in Butter, Sahne, Käse, Fleischfett, Kokosfett)
erhöhen die Konzentration an LDL und HDL

■ **Einfach ungesättigte Fettsäuren**

(z.B. in Oliven-, Raps-, Haselnussöl, Avocado) **senken LDL**

■ **Mehrfach ungesättigte Fettsäuren**

(z.B. in Raps-, Walnuss-, Soja-, Sonnenblumen-, Distel-, Traubenkern-, Kürbiskernöl) **senken LDL stark und HDL etwas und senken die Blutfette (Triglyceride) – die Omega-3 Fettsäuren machen das am stärksten**

■ **Gehärtete Fettsäuren**

(in vielen verarbeiteten Produkten wie Tütensuppen, Keksen,...)
erhöhen LDL und senken HDL – deshalb davon möglichst geringe Mengen verzehren

Ob ein Lebensmittel gesättigte oder ungesättigte Fettsäuren enthält, hängt von der Herkunft des Nahrungsmittels ab. Im Allgemeinen enthalten pflanzliche Fette (wie z.B. Raps- oder Olivenöl) mehr ungesättigte Fettsäuren, tierisches Fett hat tendenziell mehr von den gesättigten Fettsäuren.

Die Fettsäurezusammensetzung bei tierischen Lebensmitteln variiert jedoch auch mit der Fütterung des Tiers. Zum Beispiel ist die Butter (also das Milchfett) von Kühen, die mit stärkereichem und fettarmem Trockenfutter (Heu, Stroh und Rüben) ernährt werden wesentlich härter (hoher Anteil an gesättigten Fettsäuren) als die von Kühen, die den ganzen Tag auf der Weide frisches junges Grünfutter (hoher Anteil an ungesättigten Fettsäuren) gefressen haben.

Ein Grund mehr, die Erzeugnisse von artgerecht gehaltenen Tieren zu verzehren!

Auch für die Menge an gesättigten, einfach und mehrfach ungesättigten Fetten gibt es Verzehrsvorgaben. Da zu viel an gesättigten Fettsäuren einen Anstieg des „schlechten" LDL-Cholesterins begünstigt, sollte maximal ein Drittel der empfohlenen Fettmenge gesättigte Fettsäuren enthalten – somit 10 % der Gesamtenergie.
Entsprechend sollten einfach ungesättigte Fette mehr als 10 % und mehrfach ungesättigte Fette 7 – 10 % der Gesamtenergie ausmachen. Die mehrfach ungesättigten Fettsäuren sind zwar gut, weil sie zur LDL-Senkung im Blut beitragen, aber sie senken gleichzeitig auch das „gute" HDL-Cholesterin. Und da sie viele Doppelbindungen enthalten, ist das Risiko der Radikalbildung (Lipidperoxidation: wenn Doppelbindung mit Sauerstoff reagiert) höher. Durch Radikale können die Körperzellen geschädigt werden. Also deshalb: Alles in Maßen! **Mit dem Prinzip GESund erreichen Sie genau diese Vorgaben und sollten sich über diese Zahlen keine Gedanken mehr zu machen.**

3.1.3 „Die guten Omega-3 Fettsäuren..."

Der Name Omega-3 und Omega-6 Fettsäure kommt daher, weil die erste Doppelbindung am 3. oder am 6. Kohlenstoffatom der Fettsäure ist.

ALENS:	Alpha-Linolensäure / essentielle Omega-3 Fettsäure
EIPAS:	Eicosapentaensäure / Omega-3 Fettsäure
LINOS:	Linolsäure / essentielle Omega-6 Fettsäure
DOLES:	Dihomogammalinolensäure/ Omega-6 Fettsäure
ARONS:	Arachidonsäure / Omega-6 Fettsäure

(Die Namen der ausgewählten Fettsäuren werden hier durch die Autorin vereinfacht dargestellt.)

Es gibt bestimmte mehrfach ungesättigte Fettsäuren, die der Körper nicht selbst herstellen kann – so genannte essentielle Fettsäuren, die über die Nahrung zugeführt werden müssen. Es handelt sich um die Omega-3 Fettsäure **ALENS** und die Omega-6 Fettsäure **LINOS**. Daraus kann der Körper weitere Omega-3 und Omega-6 Fettsäuren herstellen. Durch manche dieser Fettsäuren entstehen im Gewebe bestimmte hormonähnliche Stoffe (hier Hormon 1 – 3 genannt), die neben einigen noch unerforschten Wirkungen Einfluss auf körperliche Entzündungsprozesse und Blutgerinnungseigenschaften haben.

Schaubild1: Omega-3 und Omega-6 Fettsäuren im Nahrungsfett

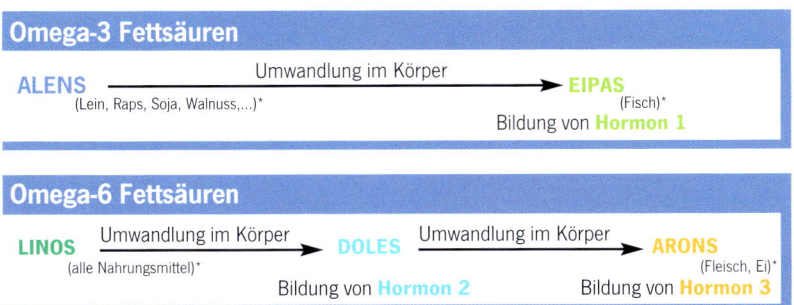

Omega-3 Fettsäuren

ALENS ——————— Umwandlung im Körper ——————→ EIPAS
(Lein, Raps, Soja, Walnuss,...)*   (Fisch)*
                                                    Bildung von Hormon 1

Omega-6 Fettsäuren

LINOS —— Umwandlung im Körper ——→ DOLES —— Umwandlung im Körper ——→ ARONS
(alle Nahrungsmittel)*   (Fleisch, Ei)*
              Bildung von Hormon 2   Bildung von Hormon 3

* wird mit diesen Nahrungsmitteln vermehrt aufgenommen.

EIPAS ist das erste Umwandlungsprodukt aus der aufgenommenen ALENS. Aus diesem Grund ist EIPAS nicht essentiell, und doch glauben viele sie können diese hochwertige Fettsäure nur über Fischfett aufnehmen. Der Körper kann zwar nicht aus allen aufgenommenen ALENS gleichermaßen EIPAS bilden, da ihm hierfür nur eine begrenzte Anzahl an Enzymen zur Verfügung steht, aber ist EIPAS gebildet, entsteht Hormon 1.

DOLES ist das erste Umwandlungsprodukt im Körper aus der aufgenommenen LINOS. Diese ist mehr oder weniger Bestandteil aller Nahrungsfette. Man bekommt also kaum einen Mangel davon. Ist DOLES im Körper, bildet sich das Hormon 2. Hormon 1 und Hormon 2 wirken im körperlichen Stoffwechsel entzündungshemmend und positiv auf die Blutfließeigenschaften. Somit beugen diese rheumatischen Erkrankungen und Arteriosklerose vor.

ARONS ist das zweite Umwandlungsprodukt im Körper aus **LINOS**. Sie hat in geringen Mengen eine wichtige Funktion im Körper, aber zu viel davon lässt zu viel an **Hormon 3** entstehen. Dieses fördert körperliche Entzündungsprozesse und wird deshalb mit der Entstehung von rheumatischen Erkrankungen in Zusammenhang gebracht. Der Verzehr an tierischen Fetten sollte somit maßvoll sein.

Die DGE empfiehlt für Erwachsene eine Tageszufuhr von etwa 2,5 % der Nahrungsenergie aus Omega-6 Fettsäuren und mindestens 0,5 % aus Omega-3 Fettsäuren. In unseren Gefilden betragen die Aufnahmewerte der Omega-6 Fettsäuren ein Vielfaches der Empfehlungen, weil etliche Nahrungsmittel mit tierischen Fetten zubereitet werden. Aber auch diese Vorgabe erfüllen Sie, wenn Sie sich nach dem **Prinzip GESund** ernähren. Im Folgenden wird Ihnen das anhand verschiedener Werte verdeutlicht.

Vorkommen von **ALENS**:

Abgesehen vom Fischfett, das teilweise bis zur Hälfte aus Omega-3 Fettsäuren besteht, erhalten Sie etwa ein- bis drei Prozent **ALENS** aus Fleisch-, Ei-, Milch- und Getreidefett. Wesentlich mehr ist jedoch im Fett von Lein, Raps, Soja und Walnüssen enthalten. Im gekeim-

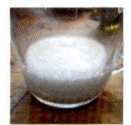

ten Vollkorngetreide steigt der **ALENS**-Gehalt um die Hälfte an. Vollmilch auf Vollweidebasis hat rund zehnmal mehr **ALENS** als herkömmliche Vollmilch.

Die täglich empfohlene Menge an Omega-3 Fettsäuren können Sie mit dem Gebrauch von Lein-, Walnuss-, Soja- oder Rapsöl, Walnüssen, Lein- oder Hanfsamen, Sojaprodukten wie Joghurt, Tofu oder

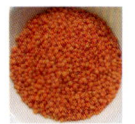

Sprossen aufnehmen. Aber auch über Vollkornprodukte und weitere Hülsenfrüchte erhalten Sie viele **ALENS**.

Vorkommen von **EIPAS:**

Salzwasserfische:

- Magere Fische (Fettgehalte bis 5 %) wie Dorsch, Scholle, Sardelle, Seezunge, Rotbarsch, oder Seehecht enthalten bis zu 20 % **EIPAS** im Fett.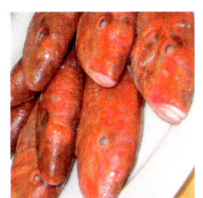
- Fettere Fische (Fettgehalt zwischen bis 17 %) wie Makrele, Thunfisch, Hering oder Sprotte enthalten bis zu 10 % **EIPAS** im Fett. Fettere Salzwasserfische enthalten also tendenziell mehr **EIPAS**.

Süßwasserfische:

- Magere Fische (Fettgehalte bis 5 %) wie Zander, Hecht, Karpfen oder Forelle enthalten bis zu 12 % im **EIPAS** Fett.
- Fettere Fische wie Aal und aalartige Fische mit 25 % Fettgehalt enthalten lediglich 1 % im **EIPAS** Fett.

Süßwasserfische enthalten tendenziell weniger **EIPAS** als Salzwasserfische.

Meeresfrüchte:

Meeresfrüchte wie Krabben, Krebse, Shrimps, Muscheln, Hummer, oder Tintenfische mit Fettgehalten von 0,5 bis 2 % enthalten bis zu 15 % **EIPAS** im Fett. Meeresfrüchte enthalten also wegen des geringen Fettgehaltes tendenziell weniger **EIPAS** als Fische.

Alle Fische und Meeresfrüchte enthalten jedoch neben den **EIPAS** auch große Mengen an **ALENS**.

Zu viel an Omega-3 Fettsäuren (meist durch missbräuchliche Einnahme von isolierten Produkten) erhöht die Blutungsneigung und beeinträchtigt das Immunsystem. Bei einer natürlichen Ernährungsform wie dem **Prinzip GESund** sind Sie auf der sicheren Seite!

Folgende Darstellung zeigt das prozentuale Vorkommen von **ARONS** im Fleisch-, Ei-, Fisch- und Getreidefett:

	ARONS-Gehalt im Fett	Info
Fleischfett		
Schwein	1,5 – 2 %	Fettes Fleisch (10 – 20 % Fett)
Pute	2,5 – 5 %	Brustfleisch mager; ganzes Tier in
Huhn	2,5 – 4 %	Massenzüchtung häufig fetthaltig
Lamm	0,5 – 1 %	Muskelfleisch eher mager
Rind und Kalb	0,1 – 0,5 %	
Eifett		
Hühnerei	0,5 – 1 %	enthält ca. 11 % Fett
Fischfett		
Salz- und	0,5 – 12 %	Alle Fettstufen
Süßwasserfische		Alle Fettstufen
Meeresfrüchte	1 – 25 %	Eher mager
Milchfett		
Milch, Quark, Joghurt,...	0,05 – 0,1 %	Eher mager
Sahne, Käse, Butter,...		Eher fetter
Getreide		
Getreidekorn(-mehl)	0,1 – 0,15 %	Eher mager. Vollkornmehl enthält etwas mehr Fett als Konventionelles

Tabelle 2

In Gemüse, Obst, Nüssen, Kernen und Hülsenfrüchten sind keine ARONS enthalten.

Fleischfett enthält ca. 1 % **ALENS** und ein Vielfaches an **LINOS**. Viel wichtiger ist hier die Betrachtung der **ARONS**. Da Schweinefleisch einen hohen Fettgehalt und einen hohen Gehalt an **ARONS** im Fett enthält, ist es aus ernährungsphysiologischer Sicht nicht empfehlenswert. Geringere **ARONS**-Gehalte sind in magerem Rind-, Kalb- oder Lammfleisch enthalten.

Auch im Fischfett ist die entzündungsfördernde Fettsäure enthalten. Putenfett enthält die meisten **ARONS**. Wie viele Menschen essen Unmengen an Geflügelfleisch, um schlank zu werden und tun damit ihrer Gesundheit so ganz und gar keinen Gefallen!

Ganz wenig **ARONS** kommt im Getreide vor, als ob die Natur einen Mangel bei rein pflanzlicher Kost ausschließen möchte.

Man muss jedoch nicht zum Vegetarier oder gar Veganer werden. Ein mäßiger Konsum an Nahrungsmitteln tierischer Herkunft ist sogar empfehlenswert, da nur diese Vitamin B_{12} enthalten. Ebenso liefern sie weitaus mehr Eisen als pflanzliche Nahrungsmittel. Und dieses kann vom Körper viel effizienter aufgenommen werden. Mit den Empfehlungen für die Fleisch-, Milchprodukt- und Eiportionen beim **Prinzip GESund** (mehr dazu in Kapitel 4.2) kann nicht von bedenklich hohen **ARONS**- oder Cholesterinwerten gesprochen werden.

Noch einmal im Überblick:

Cholesterin ist in allen tierischen Produkten wie Fleisch, Fisch, Ei und Milchfett enthalten. Die Aufnahme an zu vielen tierischen Produkten und gehärteten Fetten aus Fertigprodukten erhöhen den Cholesterinspiegel und somit das Risiko für Arteriosklerose. Im Fleisch- und Eifett ist die entzündungsfördernde Fettsäure **ARONS** stark enthalten, die auch das Risiko an Arteriosklerose zu erkranken begünstigt. Im Fischfett ist sie ebenso vertreten, jedoch sind hier auch viele entzündungshemmende Fettsäuren enthalten.

Über Pflanzenöle, Nüsse, Kerne, Hülsenfrüchte insbesondere Sojaprodukte und Vollkorngetreide bekommt der Körper ausreichend Omega-3 Fettsäuren.

Kohlenhydrate – schnelle bis langsame Energie

Ein Gramm Kohlenhydrate liefert dem Körper 4,2 Kilokalorien Energie. Es hat somit weniger als die Hälfte des Brennwerts von einem Gramm Fett. Etwa die Hälfte des täglichen Energiebedarfs sollte über Kohlenhydrate gedeckt werden. Hierbei ist es jedoch viel wichtiger, darauf zu achten, welche Kohlenhydrate verzehrt werden, denn diese wirken sich unterschiedlich auf den Stoffwechsel und somit auf die Produktion bestimmter Botenstoffe im Körper aus.

Um die Stoffwechselantworten des Körpers zu verstehen, muss man erstmal den Begriff Kohlenhydrate verstehen. Dafür entführe ich Sie auf die molekulare Ebene der Kohlenhydrate und verrate Ihnen das erste Geheimnis:

Der Begriff „Zucker" steht für das einfache Kohlenhydratmolekül, das in einfach und mehrfach gebundener Form in unseren Nahrungsmitteln vorkommt.

> **Kohlenhydrat heißt übersetzt: Zucker**

○   Einfachzucker: z.B. Glukose

○○   Zweifachzucker: z.B. Saccharose = Haushaltszucker (Glukose-Fruktose)

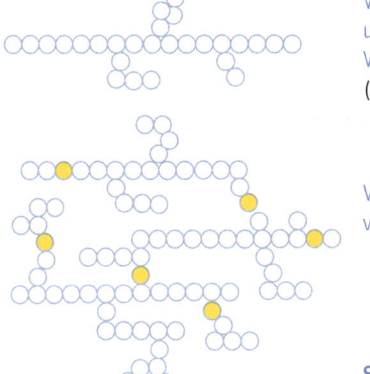

Vom Körper spaltbare Lagerform unverzweigter und verzweigter Vielfachzucker: Stärke
(aus mehreren Glukoseeinheiten)

Vom Körper nicht spaltbare Lagerform verzweigter Vielfachzucker: Ballaststoffe

Schaubild 2

Einfachzucker (die drei wichtigsten):

Glukose (Traubenzucker)

Vorkommen in freier Form: Honig, alle Obstsorten, Invertzucker (in vielen Süßigkeiten und Getränken)

Fruktose (Fruchtzucker)

Vorkommen in freier Form: Honig, alle Obstsorten, Invertzucker (in vielen Süßigkeiten und Getränken)

Galaktose (Schleimzucker)

kommt natürlicherweise nicht isoliert in Nahrungsmitteln vor, außer bei „minus L-Milchprodukten", wo der Milchzucker bereits gespalten wurde (deshalb schmeckt „minus L-Milch" auch süßer als die herkömmliche)

Glukose:
Der am häufigsten vorkommende Zucker und wichtigster Treibstoff für die Zellen.

Zweifachzucker (die drei wichtigsten):

Saccharose (Haushaltszucker) **Glukose-Fruktose-Molekül**

In allem, was im **Prinzip GESund** als NACHSPEISE (siehe Kapitel 4.4) angesehen wird.

In Werbespots bestimmter Produkte wird hierbei von „Kristallzucker" gesprochen, und als vermeintlich besserer Ersatz wird das neue Produkt mit „dem Zucker aus Früchten" angepriesen - also Glukose und Fruktose in freier Form – also genau dasselbe!!!
Ähnlich ist das beim Honig. Viele glauben, er habe nicht dieselbe Auswirkung wie der Haushaltszucker, er sei sogar gesund. Auch hier muss man unterscheiden, was mit „gesund" gemeint ist. Kommt der Honig vom Imker, enthält er antioxidative Schutzstoffe. Ebenso enthält er gegenüber dem „leeren Energieträger" Haushaltszucker ein paar Mineralstoffe. Honig besteht zwar zu einem Viertel aus Wasser, aber bezogen auf die Süßkraft, ist der Gehalt an Glukose und Fruktose fast identisch mit dem Haushaltszucker und somit hat Honig dieselbe Auswirkung auf den Blutzucker.

Laktose (Milchzucker) **Glukose-Galaktose-Molekül**

Er ist in allen Milchprodukten enthalten und wird auch vielen Fertigprodukten zugesetzt.

Maltose (Malzzucker) Glukose-Glukose-Molekül

Er ist ein Abbauprodukt der Stärke und kommt deshalb natürlicherweise im gekeimten Getreide vor, das z.B. Ausgangsprodukt bei der Bierherstellung ist. Malzzucker wird auch häufig in der Sporternährung in Getränken und Snacks verwendet und dient als kaum süß schmeckender Energielieferant.

Vielfachzucker, manchmal verzweigt und im Körper spaltbar:

Es handelt sich um Zuckerketten unterschiedlicher Längen, die manchmal verzweigt sind. Der am häufigsten in der Nahrung vorkommende ist die Stärke (Kette aus Glukosemolekülen, welche ausschließlich in Pflanzen vorkommt). Hauptsächlich erhalten wir sie über die Kartoffel- und Getreideprodukte (im **Prinzip GESund** die SÄTTIGUNGSBEILAGEN). Somit ist Stärke auch in Fertigprodukten wie beispielsweise in Knabberartikeln, Tütensuppen, -soßen und -pudding enthalten. Hierbei ist jedoch zu beachten, dass durch die industrielle Verarbeitung der Stärke deren Glukose 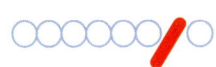 im Körper schneller verfügbar wird und daraus eine schnellere Blutzuckerwirkung resultiert.

Auch Menschen und Tiere speichern solche Zuckerketten als Reserven im Körper. Dort nennt man sie nicht Stärke sondern Glykogen, und der Hauptspeicherort ist die Skelettmuskulatur. Glykogen wird als erstes beim Nahrungsverzicht abgebaut, um den Blutzucker konstant zu halten. Das ist beim Schlafen besonders wichtig, weil ja das Gehirn und viele Zellen auch nachts noch arbeiten und deshalb mit Energie versorgt werden müssen. Generell versorgen uns im Hungerzustand die Glykogenreserven etwa einen Tag mit Energie.

Ballaststoffe können vom Körper nicht komplett aufgespalten werden, somit entsteht keine Blutzuckerwirkung. Deshalb liefern diese Zuckerketten dem Körper auch keine Energie. Sie zählen aber zu den Kohlenhydraten, da sie aus Einfachzuckern gebaut sind.

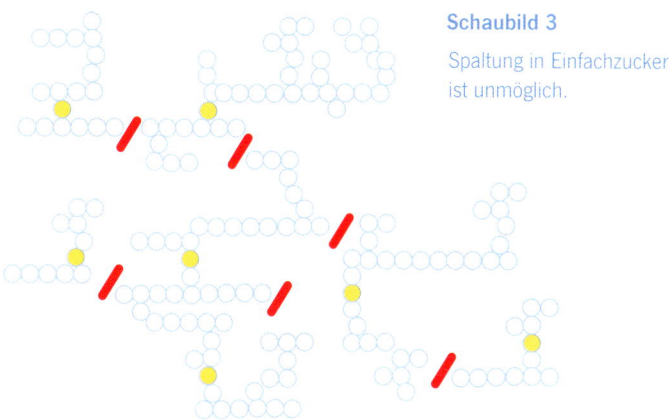

Schaubild 3

Spaltung in Einfachzucker ist unmöglich.

Die DGE empfiehlt, mindestens 30 g Ballaststoffe am Tag zu verzehren. Nur ein Viertel der Deutschen erreicht diesen Wert. Der Rest liegt darunter.

Langzeitstudien ergeben, dass die Aufnahme an langkettigen Kohlenhydraten, insbesondere den Ballaststoffen, rapide abgenommen hat. Dafür stieg der Verzehr an Haushaltszucker bis heute umso mehr an. Wird also nur der Gesamtkohlenhydratverzehr betrachtet, so werden kaum Schwankungen verzeichnet, und doch ist die Lage kritisch. Die Aufnahme von weniger Ballaststoffen und mehr kurzkettigen Kohlenhydraten ist einer der Hauptgründe für viele Darmerkrankungen, aber auch für übermäßige Fetteinlagerungen und den damit verbundenen Folgeerkrankungen.

■ Cholesterinsenkende Eigenschaften und Darm-
krebsprävention:

Sie können zwar nicht wie die anderen Kohlenhydrate im Dünndarm
gespalten werden, aber im Dickdarm werden sie von bestimmten
Bakterien verdaut. Diese produzieren dann kurzkettige Fettsäuren,
die nachweislich den Cholesterinspiegel senken und zur Darm-
krebsprävention beitragen.

■ Blutzuckersenkende Eigenschaft und somit Prävention der Insulinresistenz sowie Verminderung der Einlagerung von unnötigem
Körperfett:

Eine Mahlzeit, mit vielen Einfach- und Zweifachzuckern, die zusätzlich
Ballaststoffe enthält (z.B. Vollkornbrötchen mit Marmelade), lässt den
Blutzucker weniger stark ansteigen als dieselbe Mahlzeit mit weniger Ballaststoffen (z.B. helles Brötchen mit Marmelade). Demnach
senkt eine dauerhaft ballaststoffhaltige Ernährung langfristig erhöhte
Blutzuckerspiegel. Diese hilft auch bei der Reduktion von überflüssigen Fettpolstern.

■ Mund- und Zahnhygiene:

Auch wird Ihnen eine positive Wirkung auf die Zähne und die Mund-
höhle zugeschrieben. Durch das vermehrte Kauen wird der Zahnap-
parat gefestigt und der Speichelfluss angeregt. Speichel neutralisiert
einen durch Nahrungsmittel gesunkenen pH-Wert im Mund. Besonders sinkt dieser nach dem Verzehr von Speisen, die viele Säuren
oder Glukose und Saccharose enthalten. Sinkt der pH-Wert ins Saure,
lagert der Zahn Kalzium aus, um das Zahnmillieu zu neutralisieren.
Der neutrale Speichel sorgt wieder für eine schnelle Einlagerung des

Kalziums in den Zahn. Passiert das nicht, wird erst die Zahnober-
fläche durchlässiger für Plaque (eine Masse aus Bakterien und von
ihnen anverdauter Nahrungsbrei), danach entsteht Karies.

■ Regulation von Reizdarmbeschwerden:

Nicht zuletzt helfen Ballaststoffe wegen ihres hohen Wasserbin-
dungsvermögens bei Verstopfung und auch bei Durchfall. Ebenso sind sie die Nahrung der zur Gesundheit
beitragenden freundlichen Darmbakterien. Diese ver-
größern gut genährt ihre Kolonien und verdrängen krankmachende
Keime und Bakterien im Darm, was sich dann auch positiv auf das,
mit dem Darm verbundene, Immunsystem auswirkt.

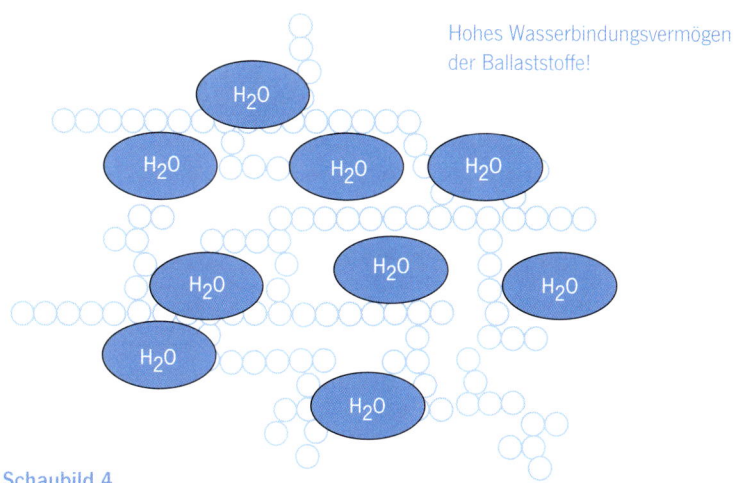

Hohes Wasserbindungsvermögen
der Ballaststoffe!

Schaubild 4

Schaubild 5

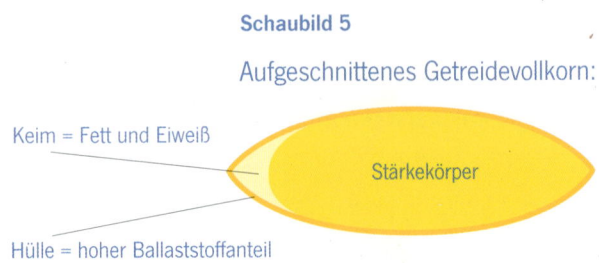

Aufgeschnittenes Getreidevollkorn:

Keim = Fett und Eiweiß

Stärkekörper

Hülle = hoher Ballaststoffanteil

In Weißmehlprodukten wird hauptsächlich der Stärkekörper ausgemahlen, somit sind nur wenige Ballaststoffe darin enthalten.

Nun wissen Sie, dass Ballaststoffe bei Darmbeschwerden und beim Abnehmen helfen können. Für diejenigen, die nicht gerne Nahrungsmittel essen, in denen Ballaststoffe enthalten sind, bietet der Markt verschiedene möglicherweise sinnvolle bis absolut sinnlose und überteuerte Produkte in Pulver- und Tablettenform oder Joghurt- und Trinknahrung an. Häufig sind diese sogar mit viel Zucker, Zuckeraustauschstoffen oder Süßstoffen und Geschmacksstoffen versetzt, die gerade bei den Reizdarmproblemen absolut kontraproduktiv wirken.

Folgend ein paar einigermaßen sinnvolle Ballaststoff-Produkte, sofern sie nicht mit Zusatzstoffen versetzt wurden:

- Flohsamenschalen (Aleuronschicht des Samens; besteht fast ausschließlich aus Ballaststoffen)
- Leinsamen (Samen, der zu 23 % aus Ballaststoffen besteht)
- Kleie (Innere Schalenteile und Keim des Getreidekorns; besteht zu 20 bis 45 % aus Ballaststoffen)

Richtig in der Ernährung eingesetzt, z.B. in einem Müsli längere Zeit eingeweicht, können diese zur Linderung von Verstopfung, Durchfall und auch zur Senkung des Cholesterinspiegels sowie zur längeren Sättigung beitragen.

Nimmt man aber gerade bei Verstopfungen zu viel des Guten, kann sich der Effekt umgekehrt auswirken. Denn ein Reizdarm, der häufig verstopft ist, zieht unter Stress viel Wasser aus dem Stuhl, und dann können sich die Ballaststofffäden oder ganze Leinsamen an die Darminnenwände kleben. Dann geht es noch schwieriger mit dem Toilettengang.

Deshalb ist es das Sinnvollste, Ballaststoffe in ihrer ganz natürlichen pflanzlichen Verpackung zu verzehren. So werden diese nicht überdosiert, und man bekommt gleichzeitig ausreichend Flüssigkeit für die Verdauung bereitgestellt. Mit dem **Prinzip GESund** können Sie bis zu 50 g Ballaststoffe am Tag zu sich nehmen, ohne jegliche Präparate zu verzehren. Ganz natürlich bringen Sie damit ihren Stoffwechsel wieder in Schwung!!!

Folgend zwei Tagesrationen mit denselben Kaloriengehalten. Hierbei geht es lediglich darum den Ballaststoffgehalt zu betrachten:

Ein Beispieltag, an dem Sie 47 g Ballaststoffe zu sich nehmen:
1660 kcal, 64 g Fett, 174 g KH, 82 g EW

Frühstück: 60 g Flocken, 30 g Kerne & Nüsse, ein Apfel und Milch (14)
Mittagessen: 300 g Kartoffeln, 200 g Blattspinat, 120 g gebratenes Fischfilet (10)
Nachmittagssnack: 200 g Joghurt mit 150 g Erdbeeren (5)
Abendessen: 2 Scheiben Vollkornbrot mit Käse und 150 g Karotten- und Paprika-Stücke (18)

Ein anderer Tag (nur 16 g Ballaststoffe):
1660 kcal, 67 g Fett, 198 KH, 52 EW

Frühstück: 2 Scheiben Graubrot mit Frischkäse und Marmelade (6)
Mittagessen: 1 Teller Tortellini mit Spinat-Ricotta-Füllung und helle Soße, kleiner Panacotta (4)
Nachmittagssnack: 2 Kekse zum Tee
Abendessen: 2 Scheiben Graubrot mit Quark, Käse und 2 Essiggürkchen (6)

3.2.1 Kohlenhydrate im körperlichen Stoffwechsel

Nun begleiten Sie mich noch einmal etwas tiefer in die Biochemie: Der entscheidende Einfachzucker, der dem Körper schnelle Energie liefert, ist die Glukose. Glukose kommt in freier Form, in Paarform und in Kettenform als Kohlenhydrate vor. Die Paar- und die Kettenformen müssen erstmal von unseren Enzymen (teils im Mund, dann im Dünndarm) gespalten werden. Nur die freie Glukose kann in die Zelle gelangen und liefert dort Energie.

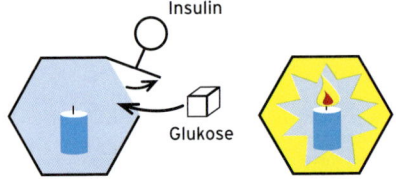

Um in die Zelle zu kommen, braucht die Glukose einen Schlüsselmeister, nämlich das Insulin, welches der Glukose den Weg in die Zelle ermöglicht. Insulin ist ein Hormon, das von der Bauchspeicheldrüse produziert wird. Die Bauchspeicheldrüse hängt ihr Füßchen ins Blut und misst, wie viel Glukose im Blut ist. Dann produziert sie die entsprechende Menge an Insulin und gibt dieses ins Blut ab.

Für die Phantasie: Bauchspeicheldrüse, die ihr Füßchen ins Blut hängt.

Wenn der Blutglukosespiegel (auch bekannt unter Blutzuckerspiegel) hoch ist, wird viel Insulin ausgeschüttet. Die Zellen sollen nämlich schnellstmöglich Energie bekommen, und der erhöhte Blutzucker würde auf Dauer feine Kapillare beschädigen. Also ist das Insulin lebensnotwendig, denn wenn keine Glukose in der Zelle ankäme, hätte sie auch keine Energie!

Kommen wir noch mal zu dem Moment, wo die Bauchspeicheldrüse ihr Füßchen ins Blut hängt. Das macht sie natürlich nicht wirklich. Über bestimmte gekoppelte Mechanismen erhält das Organ die Information und gibt die entsprechende Menge Insulin frei. Wie hoch der Blutglukosespiegel ist, hängt davon ab wie viel freie und gebundene Glukose in der Mahlzeit war.

Schaubild 6

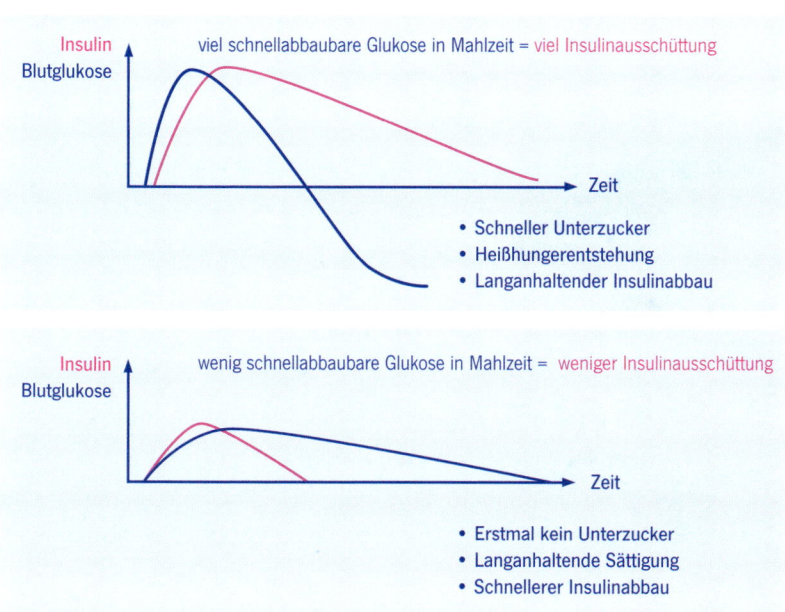

Zu viele freie und schnellabbaubare Glukose im Essen führt nach schnellem Energieschub in den Unterzucker und damit zu Müdigkeit, Aggressivität und Heißhungerattacken. Man hat dann das Gefühl, man braucht was Süßes, um wieder Energie zu bekommen.

Im Zusammenhang mit den schnellabbaubaren Kohlenhydraten und der physiologischen Insulinantwort wurden die Begriffe „glykämischer Index" und „glykämische Last" entwickelt, und mit ihnen viele Ernährungsformen. Das **Prinzip GESund** geht nicht weiter auf diese Begrifflichkeiten ein, weil sie nur noch mehr Verwirrung im Dschungel der Ernährungsweisen schaffen. Die Ansätze sind richtig und wichtig – jedoch führen sie bei Laien schnell zu falscher Interpretation und zu einem möglicherweise langfristig schädlichen Ernährungsstil.

Mit dem **Prinzip GESund** brauchen Sie keine Tabellen mit glykämischen Indexwerten, denn die Nahrungsmittel sind bereits so kategorisiert, dass Sie die meiste Zeit eine relativ niedrige Blutzuckerantwort trotz vielseitiger Ernährung haben werden (siehe Kategorien und Blutzuckerantwort S. 94).

3.2.2 Ein Kommentar zu den Süßstoffen

Es gibt energiefreie Süßstoffe, die nicht zu den Kohlenhydraten zählen, wie Saccharin, Cyclamat oder Aspartam, und energieliefernde Zuckeraustauschstoffe, wie beispielsweise Sorbit, Xylit oder Maltit. Sie benötigen alle kein Insulin, um verstoffwechselt zu werden. Aus diesem Grund waren sie bisher für die Diabetes-Industrie sehr interessant, da Diabetiker somit weiterhin Süßigkeiten essen konnten und sich dazu kein Insulin spritzen mussten. Das Übergewicht der Betroffenen sank aber nicht, weil sie weiterhin reichhaltige Produkte verzehrten und nichts an ihrem Ernährungsstil änderten. Heute sind diese sogenannten „DIÄT"-Produkte wieder weitestgehend vom Markt verschwunden. Man findet die Zuckeraustauschstoffe und Süßstoffe jedoch noch in vielen Getränken, Bonbons und Kaugummis.

Und hier kommt der Trugschluss: Wir benötigen zwar kein Insulin, um die Zuckeraustauschstoffe oder Süßstoffe zu verstoffwechseln, aber bei manchen Menschen gibt die Bauchspeicheldrüse Insulin ins Blut ab, auch wenn keine Glukose zu messen ist. Dafür ist dann einfach der süße Geschmack verantwortlich. Wer Heißhunger nach dem Lutschen eines zuckerfreien Bonbons bekommt, obwohl er zuvor nicht hungrig war, kann sich zum Kreis der Betroffenen zählen. Insulin gelangt ins Blut, und das senkt dann den Blutzucker, der zuvor im Normalbereich war. Dieser geht dann in den Unterzucker, und der Betroffene verspürt H E I S S H U N G E R ! ! !

Es ist also besser, Sie essen keine Bonbons und Kaugummis zwischen den Mahlzeiten. Wer Bedenken wegen Mundgeruch hat, kann ein bis zwei Tropfen Pfefferminzöl lutschen. Im Übrigen verbessert sich der Mundgeruch merklich, wenn man sich nach dem Prinzip GESund ernährt.

Und: Wer ständig Süßes im Mund hat, setzt seine individuelle Süßschwelle hoch. Derjenige, der eine hohe Süßschwelle hat, erschmeckt beispielsweise einen Naturjoghurt als „sauer" und derjenige, der eine niedrige Süßschwelle hat, erschmeckt ihn als „leicht süßlich".
Aber auch diese Wirkung kann nach ein paar Wochen Verzicht auf den süßen Geschmack wieder reguliert werden.

3.3 Eiweiß – die Bausubstanz

Eiweiße (Fachsprache: Proteine) gehören nicht zu den eigentlichen Energieträgern, wie Kohlenhydrate und Fette. In den Kalorientabellen werden sie trotzdem mit 4,2 Kilokalorien pro Gramm Eiweiß gerechnet, weil das ihr wirklicher Brennwert ist. Aber das aufgenommene Eiweiß wird nicht „verbrannt", also in Energie umgewandelt.

In erster Linie löst der Körperstoffwechsel das Eiweiß in seine einzelnen Bausteine – die Aminosäuren auf und baut diese wiederum in wichtige funktionale Einheiten (Muskel- und Organgewebe, bestimmte Hormone, Enzyme und Transporter im Blut- und Immunsystem) ein. Die aufgenommenen Eiweiße werden im Körper zusammen im ständigen Auf- und Abbau verschiedener Gewebe und Stoffwechselprodukte umgesetzt und dann größtenteils in Form von Harnstoff über den Urin ausgeschieden.

Im Notfall kann der Körper aber Energie aus Eiweiß beziehen, nämlich wenn keine Nahrung zugeführt wird – im Hungerzustand. Dann wird das Eiweiß aus dem Muskelgewebe geholt, d.h. die Muskelmasse wird abgebaut, um aus Eiweiß Glukose (Energielieferant für unseren Körper) herzustellen. Um jedoch ein Gramm Glukose herzustellen benötigt der Körper die doppelte Energie, weil er ja erst das Eiweiß aus dem Muskel holen und dann noch umwandeln muss. Also benötigen wir für die Herstellung von einem Gramm Glukose zwei Gramm Eiweiß. Darum sprechen manche Diätberater bei Eiweiß auch von „negativen Kalorien".

Das ist der erste Grund für die vielen eiweißbetonten Ernährungsformen.

Der zweite Grund ist: Da das Eiweiß wie auch das Fett keinen Einfluss auf den Blutzucker hat, wird auch kein Insulin ausgeschüttet. Somit löst eine Mahlzeit, die nur aus Eiweiß oder aus Eiweiß und Fett besteht keine Insulinantwort aus. Solange kein Insulin im Blut ist, findet Fettverbrennung statt. Deshalb wirken die Low-Carb (kaum Kohlenhydrate)-Methoden anfangs so gut. Die Menschen essen eiweiß- und fettreich und verlieren Körpergewicht. Bei diesen Ernährungsformen werden häufig die tierischen Eiweißprodukte wie Fleisch, Fisch und Ei empfohlen, weil diese fast keine Kohlenhydrate enthalten. Was passiert: Die Menschen nehmen zwar ab, aber gefährdeten ihre Organe und Gefäße durch die zu hohe Aufnahme an Eiweiß, gesättigten Fettsäuren, Cholesterin, Purinen und **ARONS** immens. Nieren- und Leberschädigungen, Gelenkentzündungen, Arteriosklerose bis zum Infarkt können folgen, wenn man sich längere Zeit so ernährt.

Auch die pflanzlichen Eiweiße in Bohnen, Linsen, Erbsen, Nüssen, Kernen, Vollkorngetreide, Pilzen und Sprossen sind wichtig und geraten in der heutigen mitteleuropäischen Ernährung immer mehr in Vergessenheit. Zusätzlich enthalten die pflanzlichen Eiweißlieferanten auch viele Vitamine, Mineralstoffe, sekundäre Pflanzenstoffe und insbesondere Ballaststoffe. Letztere, Sie erinnern sich bestimmt, sättigen und sind gut für Ihre Darmgesundheit. In Kapitel 4.2 wird auf alle EIWEISSBEILAGEN genauer eingegangen.

Es ist wichtig, dass Sie Eiweiß zu sich nehmen, aber nicht nur über tierische Eiweißlieferanten!

In der folgenden Tabelle sehen Sie, wie viel Eiweiß in den verschiedenen Grundnahrungsmitteln enthalten ist:

Eiweiß in...	...tierischen bzw.	...pflanzlichen Produkten
Viel: 15 – 25 g/100 g Nahrungsmittel	Fleisch, Fisch, Käse	Nüsse, Samen, Kerne
Mittel: 5 – 15 g/100 g Nahrungsmittel	Quark, Frischkäse, Eier, Wurst (Brät)	Verzehrfertige Bohnen, Linsen und (Kicher-) Erbsen, Tofu, Vollkorngetreide und Produkte daraus
Wenig: 2 – 5 g/100 g Nahrungsmittel	Joghurt, Milch	Sojajoghurt, Sojamilch, Sprossen, Pilze, Kartoffeln, Produkte aus ausgemahlenem Getreide, manches Kohlgemüse und bestimmte Gewürzpflanzen
Kaum: 0,1 – 2 g/100 g Nahrungsmittel	Molke, Butter	Gemüse, Obst, manche Pflanzenöle

Tabelle 3

Wie Sie sehen, kann Eiweiß auch aus pflanzlichen Nahrungsmitteln aufgenommen werden. Im Kapitel 4 werden Sie erfahren, welche Grundnährstoffe diese Nahrungsmittel noch enthalten und wie groß die jeweilige E I W E I S S B E I L A G E im Prinzip GESund ausfallen kann, um Ihren Körper optimal zu versorgen.

Wie viel Eiweiß Sie am Tag benötigen, können Sie sich ganz einfach ausrechnen:

Gehen Sie immer von Ihrem Normalgewicht aus:
Körpergröße in Meter minus eins und mal 100
Beispiel: $(1,80 - 1) \times 100 = \mathbf{80}$

Dies ist nicht nur ein Wert, der in Ihrem Normalgewichtbereich liegt, sondern mit diesem Wert berechnen Sie all Ihre Nährstoffbedarfe. In der Literatur wird häufig fälschlicherweise vom realen Körpergewicht ausgegangen. Das kann dazu führen, dass Empfehlungen zu hoch oder zu niedrig ausfallen. So würde beispielsweise jemandem mit 20 kg Übergewicht viel mehr Eiweiß empfohlen als es sein Körper überhaupt verstoffwechseln kann.

Empfehlung:
Multiplizieren Sie die ermittelte Zahl mit 0,8, so erhalten Sie die optimale Eiweißmenge in Gramm: $80 \times 0,8 = 64$ also 64 g Eiweiß am Tag
Die Mindestmenge erhalten Sie, wenn Sie mit 0,5 multiplizieren:
$80 \times 0,5 = 40$ also mindestens 40 g Eiweiß am Tag.
Dieser Wert ist für Mischköstler und Vegetarier schwer zu unterschreiten. Jedoch Veganer (reine pflanzliche Ernährung) müssen darauf achten, genügend Eiweiß aus Hülsenfrüchten, Nüssen und Kernen aufzunehmen.
Höchstwert: x1
$80 \times 1 = 80$ also maximal 80 g Eiweiß am Tag.
Dieser Wert wird leicht mit Eiweiß-Shakes und –pillen oder einer stark fleischlastigen Ernährung überschritten.
Eine dauerhafte Überschreitung des Höchstwertes kann zu Leber- und Nierenschäden führen.
Wenn Sie sich nach dem Prinzip GESund ernähren, wird Ihr Eiweißbedarf optimal gedeckt sein, und Sie müssen weder nachrechnen noch müssen Sie sich irgendwelche Gedanken darüber machen.

3.3.1 Aminosäuren – die Eiweißbausteine

Oft werden Verbraucher mit Slogans gelockt wie „mit wertvollen Aminosäuren". Kaum jemand weiß, dass in fast jedem Nahrungsmittel diese wertvollen Aminosäuren enthalten sind.

Es gibt 20 verschiedene Aminosäuren, die sowohl in tierischen als auch in pflanzlichen Nahrungsmitteln vorkommen. Elf von ihnen können jederzeit aus Vorstufen im Körper selbst hergestellt werden. Neun sind essentiell - müssen also regelmäßig mit der Nahrung zugeführt werden, was auch mit 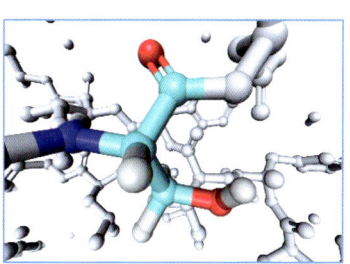 einer rein pflanzlichen Ernährung möglich ist. Die in der Nahrung enthaltenen Eiweißketten bestehen aus 100 bis 2000 Aminosäuren in den verschiedensten Kombinationen.

EIN PROTEIN-SHAKE-BEISPIEL

Tim und Tom wohnen in einer WG. Tom geht regelmäßig ins Fitnessstudio und trainiert für schöne Muskeln. Neulich brachte er einen „Protein-Shake-Pulver" der Marke X mit nachhause. Er zeigt Tim stolz die Rückseite mit den Angaben all der vielen so fremd und wichtig klingenden Aminosäuren, die ihn nun noch schneller zu einem muskulösen Körper bringen sollen. Das Pulver kann sowohl mit Milch als auch mit Wasser angerührt werden und soll nach dem Training zur schnellen Einlagerung der Aminosäuren in den Muskel führen.

Nur was bringt das, wenn wir sowieso die ganze Zeit Aminosäuren mit der Nahrung aufnehmen, die dann in den Muskel eingebaut werden?
Das Molkeeiweiß in dem Pulver X deckt zwar alle 20 Aminosäuren ab, aber ansonsten ist die Shake-Mahlzeit recht einseitig und gibt unserem Körper viel zu viel Eiweiß. Sie erinnert an die Nahrung von Säuglingen, die viel Eiweiß für ihre enorme Wachstumsgeschwindigkeit benötigen.

Pulver X: Reines Molkeeiweiß (Molkeeiweiß macht 20 % des Milcheiweißes aus) und **Aspartam** (Süßstoff)

Tim schaut sich die Angaben für 100 g Eiweiß auf der Dose an und überlegt sich, was er essen könnte, um 100 g Eiweiß zu erhalten. Er stellt ein buntes Tagesmenü zusammen, das neben den 100 g Eiweiß auch gesund ist und alle anderen Nährstoffbedarfe abdeckt. Er weiß, dass Aminosäuren in fast jedem Nahrungsmittel vorkommen, muss aber für sein Vorhaben, 100 g Eiweiß zu erhalten viele **eiweißhaltige Nahrungsmittel** einbauen:

Frühstück:	150 g Magerquark, 2 Esslöffel Nüsse, 2 Esslöffel Haferflocken und ein Apfel mit 200 ml Milch übergossen.
Mittagessen:	„Frühlingsrolle und Chinapfanne": 80 g Sojasprossen mit Teigmantel (aus Mehl und etwas Öl), 70 g Putenbrustfleisch, 100 g Gemüse, 30 g Kichererbsen in etwas Öl und Gewürzen gebraten und dazu eine Portion Reis.
Abendessen:	2 Scheiben Vollkornbrot, etwas Butter und zwei Scheiben Käse dazu ein Ei.

Nährwerte Tagesbeispiel (1400 g Essen): 100 g Eiweiß und ca. 180 g Kohlenhydrate sowie 80 g Fett.

20 Aminosäuren in...	100 g Eiweiß in 125 g des Beispieleiweißpulvers	100 g Eiweiß in 1400 g Essen des Beispieltages
Alanin	5,0 g	4,2 g
Arginin	2,1 g	5,5 g
Asparagin und Asparaginsäure	11,0 g	8,6 g
Cystin	2,2 g	1,2 g
Glutamin und Glutaminsäure	18,1 g	19,8 g
Glycin	1,4 g	3,5 g
Histidin	1,7 g	2,8 g
Isolecin	6,4 g	5,2 g
Leucin	10,6 g	8,6 g
Lysin	9,6 g	6,9 g
Methionin	2,2 g	2,4 g
Phenylanin	3,0 g	4,8 g
Prolin	5,5 g	7,7 g
Serin	4,6 g	5,4 g
Threonin	6,7 g	1,2 g
Tryptophan	1,4 g	1,3 g
Tyrosin	2,6 g	3,7 g
Valin	5,9 g	6,0 g

Siehe da! Mit dem Beispieltag, wurden alle Aminosäuren ab-
gedeckt und im gewiss gesünderem Verhältnis als einfach nur Mol-
keprotein zu trinken.

Fazit für Tom: Er spart sein Geld für bessere Dinge, denn die Muskeln wachsen beim Training und einer vollwertigen Ernährung sowieso – auch ohne teure Proteindrinks!

3.3.2 Glutamat: Geschmacksverstärker oder Aminosäure?

Es gibt eine bestimmte Aminosäure, die in letzter Zeit häufig insbesondere in Bezug auf Unverträglichkeitsreaktionen und Heißhungerattacken gefolgt von Übergewicht in die Schlagzeilen geraten ist: die
nicht essentielle Aminosäure Glutaminsäure, auch bekannt als E 620
sowie ihr an bestimmte Elemente gebundenes Salz von E 621 bis
E 625. Dieses Salz heißt Glutamat und liegt vor, wenn die Glutaminsäure im gelösten Zustand ist. In der Zelle ist sie das, und ist an vielen intrazellulären Stoffwechselprozessen beteiligt. Somit ist sie
Bestandteil unserer und aller tierischen Zellen! Glutamat schmeckt
würzig, fleischig. Deshalb wurde es zur fünften Geschmacksrichtung
(neben „süß", „sauer", „salzig" und „bitter") namens „umami"
erkoren. Die Aminosäure Glutaminsäure ist geschmacksneutral.
Sie wird mit allen proteinhaltigen Nahrungsmitteln aufgenommen.
Fleisch, Fisch, Ei und Milchprodukte sowie viele pflanzliche Nahrungsmittel wie Tomaten, Weizen, Sojabohnen, Erbsen, Hefe oder
Walnüsse haben einen hohen Anteil. Bei normaler Mischkost liegt
die Aufnahme täglich bei 8 bis 12 g.

Werden Nahrungsmittel mit hohen Glutaminsäuregehalten vergoren,
wandelt sich diese in Glutamat um (zum Beispiel: fermentierter Weizen oder Sojasoße).

„Herzhaft"-schmeckende Nahrungsmittel, wie beispielsweise Fleisch, haben einen hohen Gehalt an Glutamat (enthält ja auch viele Zellen) und können nach ihrem Genuss eine Lust auf die Geschmacksrichtung „süß" auslösen. Und das ist auch ok, denn es wurde von der Natur so angedacht, damit man sich nicht einseitig ernährt.

> Sie kennen bestimmt die Gelüste auf was Süßes nach einem richtig herzhaften Essen, wie beispielsweise einer Hackfleischlasagne, die mit Käse überbacken ist. Dafür sind die natürlich vorkommenden Geschmacksverstärker zuständig.

In der Industrie wird Glutamat isoliert hergestellt, weil es jedes Nahrungsmittel geschmacklich aufwerten kann. Und das ist ja auch das Ziel der Hersteller, die haltbare Produkte herstellen möchten, welche schnell zubereitet sind.

Selbst zubereitetes Essen könnte beispielsweise mit frischen Kräutern aufgewertet werden. Diese Möglichkeit fällt für bestimmte Bereiche der Lebensmittelindustrie weg, da frische Kräuter nur eine sehr kurze Zeit haltbar sind. Getrocknete Kräuter ergeben bei Weitem nicht das Aroma von frischen. Dieser geschmackliche Mangel kann jedoch durch die Zugabe von isoliertem Glutamat ausgeglichen werden. Und warum sollten dann noch teure Zutaten rein, wenn billige Stärke aus Kartoffeln oder Getreide mit etwas Wasser und gehärtetem Fett zu einer cremigen und würzig schmeckenden Grundlage wird?

Aber lassen Sie sich auch nicht von bestimmten Biokost-Herstellern hinters Licht führen. Hier wurde ein Schlupfloch gefunden, als das Glutamat als E-Nummer in die Köpfe der verunsicherten Verbraucher gelangt ist. Auf einmal gab es Suppen- und Soßenpulver, die ebenso würzig schmecken, aber ohne Geschmacksverstärker sind. Wie kann das sein? Obwohl es nicht im Zutatenverzeichnis aufgeführt ist, ist doch Glutamat darin enthalten. Der einzige Unterschied: Es sind nicht die industriell hergestellten Salze, sondern hier werden Nahrungsmittel mit hohen Glutamatgehalten, wie fermentierte Sojabohnen, fermentierter Weizen oder Hefeextrakte, in großen Mengen zugesetzt. In der angegebenen Dosierung ist dann ebensoviel Glutamat enthalten, wie in dem konventionellen Produkt.

Der würzige Geschmack von Glutamat kann also den Appetit anregen. Häufig wird Glutamat den Nahrungsmitteln zugesetzt, die nicht vollwertig sind – also keine sättigende Wirkung haben, wie z.B. Billig-Fast-Food. Meist besteht dieses aus schnellabbaubarer Stärke und enthält wenige Ballaststoffe, worauf der Körper eine hohe Blutzucker- und Insulinantwort erfährt. Danach wird der Appetit natürlich noch größer.

Tipp: Verwenden Sie in dem ausgeglichenen Speiseplan vom **Prinzip GESund** Ihre Würzpulver und -soßen moderat und achten Sie darauf, wie Ihr Körper reagiert.

3.4 Alkohol – Energielieferant und Sparbrötchen

In einer vollwertigen Ernährung würde Alkohol nicht vorkommen, weil kein lebendes Nahrungsmittel (Pflanze oder Tier) existiert, das viel Alkohol enthält. Werden Pflanzen jedoch vergoren, entsteht Alkohol, der extrahiert werden kann.

Ein Gramm Alkohol hat einen Energiewert von 7,1 Kilokalorien. Aber auch hier gilt: nicht die Kalorien zählen, sondern schauen, was im Stoffwechsel passiert.

Wirkung von Alkohol:

- Erhöht für gewisse Zeit die Blutfließfähigkeit
- Steigert etwas das HDL (so genanntes gutes Cholesterin)
- **Steigert stark die Blutfette (Triglyceride)**
- **Stoppt die Fettverbrennung für mehrere Stunden**
- **Erhöht die Fetteinlagerung**

Nach der Aufnahme von Alkohol wirkt dieser erst betäubend. Dann wird er hauptsächlich in den Leberzellen zu einem Zellgift namens Acetaldehyd abgebaut. Deshalb fühlen wir uns auch oft abends noch wohl, wenn wir uns nach einem feucht-fröhlichen Fest ins Bett legen, aber am nächsten Tag tut alles weh... – dann wirkt das Zellgift. Bis das abgebaut ist, kann noch mal ein halber bis ganzer Tag ins Land ziehen. Während dieser Zeit sind die Körperzellen nur mit dem Abbau des Gifts beschäftigt. Fette, die im Umlauf sind oder durch das Essen hinzukommen werden deshalb in die Resevekammern geschoben, da sich der Zellstoffwechsel damit erstmal nicht beschäftigen kann.

Alkohol erhöht zwar etwas das HDL – das so genannte gute Cholesterin, welches das Fett aus dem Gewebe holt. Aber gleichzeitig setzt er die Aufnahmebereitschaft von Fett in der Leber hoch. So kann nach längerfristigem Alkoholkonsum auch die so genannte Fettleber entstehen.

Alkohol verbessert neben der positiven Cholesterinwirkung auch für den Moment die Blutfließeigenschaften. Deshalb sagt man gern: „Ein Gläschen Wein am Abend ist gesundheitsfördernd. Am besten Rotwein, der enthält die guten krebsvorbeugenden Polyphenole." Diese sind übrigens in den Randschichten von fast jedem Obst und Gemüse enthalten und schützen Sie bei einer vollwertigen Ernährung rundum. Egal ob Feierlaune oder gesellschaftlich etabliertes

Geschehen: Menschen, die häufig Alkohol trinken, sollten sich dar-über im Klaren sein, dass sie, neben der Gefahr der physischen und psychischen Abhängigkeit, davon jedes Mal ein ganz klein wenig Fett einlagern, was irgendwann, wenn sich der Lebenswandel ändert, bei-spielsweise weniger Bewegung im Alltag, sichtbar wird.

Somit sollte Alkohol doch so verwendet werden, wie er auch be-zeichnet wird, als ein Genussmittel. Hin und wieder mal genossen ist er gewiss besser für die Gesundheit, als jeden Tag.

3.5 Vitalstoffe – die Schützer und Heiler

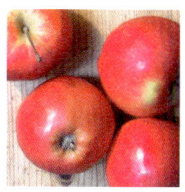

Neben den essentiellen Fett- und Aminosäuren enthalten alle Nahrungsmittel Vitamine, Mineralstoffe und sekundäre Pflan-zenstoffe in unterschiedlichen Konzentrationen.

3.5.1 Vitamine und Mineralstoffe

Vitamine und Mineralstoffe sind keine Energielieferanten. Sie haben bestimmte Funktionen im Zellstoffwechsel. Werden sie nicht zuge-führt, bekommt der Mensch Mangelerscheinungen.

Wasserlösliche Vitamine: Vitamin B_1, B_2, B_6, B_{12}, Pantothensäure, Niacin, Folsäure, Vitamin C und Biotin
Fettlösliche Vitamine: Vitamin A, E, D und K
Einige wichtige Mineralstoffe: Kalzium, Magnesium, Phosphor, Eisen, Kalium, Jod, Zink, Mangan, ...

Mit einer vollwertigen Ernährung wie im Prinzip GESund werden alle Vitamine und Mineralstoffe ausreichend gedeckt.

Alle wasserlöslichen Vitamine, die über Tabletten eingenommen wer-den, landen zum größten Teil kurze Zeit nach ihrer Einnahme mit dem Urin in der Toilette – welch ein teures Vergnügen!

Alle fettlöslichen Vitamine bleiben länger im Körper und können sich im Gewebe einlagern. Bei Über- oder zu langer Dosierung können sie zu Nebenwirkungen führen. Ebenso ist es mit allen Mineralstoffen. Frei erwerbbare Vitamin- und Mineralstoffpräparate sind Luxusartikel, die ein in unsrer Region lebender Mensch, der sich diese Präparate leisten kann, nicht braucht. Wenn er aus krankheitsbedingten Gründen einen Mangel an einem Vitamin oder Mineralstoff hat, bekommt er das entsprechende Präparat vom Arzt verschrieben.

So lange Sie nicht an bestimmten Erkrankungen leiden oder aus bestimmten Gründen auf Obst und Gemüse verzichten müssen, sollten Sie sich über Ihre Vitamin- und Mineralstoffversorgung keine Gedanken machen und sich nach dem **Prinzip GESund** ernähren.

3.5.2 Sekundäre Pflanzenstoffe

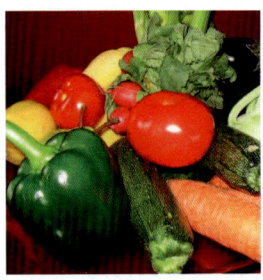

Sekundäre Pflanzenstoffe sind Farb-, Wachstums- und Schutzstoffe der Pflanze. Es gibt sehr viele noch teils unerforschte Stoffe. Derzeit geht man davon aus, dass deren Anzahl sich im sechsstelligen Bereich bewegt. Sie sind für den menschlichen Körper nicht essentiell wie Vitamine oder Mineralstoffe, aber sie erfüllen oftmals große heilende und schützende Wirkungen im menschlichen Organismus.

Bestimmte Hersteller isolieren diese Stoffe und bieten sie in Form von meist kostspieligen Tabletten oder angereicherten Nahrungsmitteln an. Hier zeigt die Forschung, dass zu viel des Guten auch schlecht sein kann. Im **Prinzip GESund** werden Sie so viele sekundäre Pflanzenstoffe aufnehmen, wie es für Sie richtig und positiv wirkungsvoll ist.

Karotinoide sind Pflanzenfarbstoffe, die hauptsächlich in Gemüse und Obst, aber auch in Hülsenfrüchten und Sprossen vorkommen. Sie sind Radikaleinfänger und können somit der Entstehung von Krebs vorbeugen.

ACHTUNG:

Tabletten mit isoliertem ß-Karotin haben in Studien gegenteilige Auswirkungen insbesondere bei Rauchern ergeben. Und gerade für diese gefährdete Gruppe wurden die Präparate damals hoch angepriesen! Deshalb ß-Karotin in seiner natürlichen Verpackung, z.B. Karotten, verzehren und sich schützen.

Neben einer darmkrebsvorbeugenden Wirkung tragen die **Phytosterine** zur Senkung des Cholesterinspiegels bei, weil sie dem tierischen Cholesterin in der chemischen Struktur ähnlich sind. Deshalb konkurrieren sie mit ihm im Stoffwechselprozess, sodass weniger Cholesterin in der Zelle ankommen kann. Also wirken Phytosterine der Entstehung der Arteriosklerose entgegen.

INFO:

Hersteller haben Phytosterine isoliert und als „Funktionelles Lebensmittel" in Margarinen und Getränken angereichert. Da aber die Phytosterine die selben Rezeptoren belegen, wie das Vitamin A und das Provitamin A (beispielsweise das ß-Karotin), sind neuerdings diese hoch angereicherten Produkte umstritten, weil sie die körperliche Entwicklung stören können. Somit sind sie nicht für Schwangere, Stillende und Kinder unter 5 Jahren zugelassen.

Schenken Sie also den pflanzlichen Nahrungsmitteln, worin Phytosterine natürlicherweise vorkommen, mehr Aufmerksamkeit. Viele sind zum Beispiel in Kernen, insbesondere in Sonnenblumenkernen und Sesam, Hülsenfrüchten (vor allem in Soja), Avocado und Getreidekeimen enthalten.

Saponine sind bitter schmeckende Pflanzenstoffe, die die Pflanze vor Parasitenbefall beschützen soll. Uns schützen sie somit ebenso davor. Aus diesem Grund wird ihnen eine antimikrobielle Wirkung zugeschrieben. Sie sind vorwiegend in Hülsenfrüchten, aber auch im Spargel, Spinat, Rote Beete und Hafer enthalten. Sie stimulieren zusätzlich verschiedene Abwehrzellen des Immunsystems, tragen zur

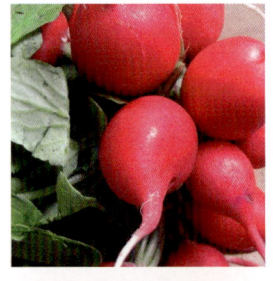

Krebsprävention bei und haben einen positiven Einfluss auf den Cholesterinspiegel. Ähnliche Wirkungen wie die Saponine haben die **Glucosinolate**, eine schwefelhaltige Verbindung mit scharfem Geschmacksaroma. Wir kennen das vom Kohl- und Krautgemüse, Rettich, Kresse, Radieschen und Senf. Die **Polyphenole** kommen in den Randschichten von Obst, Gemüse und Vollkorngetreide vor. Sie wirken blutdruckregulierend, antimikrobiell, entzündungshemmend und krebsvorbeugend.

Und zuletzt wird die für den Geschlechtshormonhaushalt wohl interessanteste Gruppe der **Phytoöstrogene** vorgestellt. Diese befinden sich hauptsächlich in Hülsenfrüchten, insbesondere in Sojabohnen und Produkten daraus. In Getreidevollkorn und Kernen sind sie auch enthalten. Phytoöstrogene blockieren die Östrogenrezeptoren. Somit können hormonbezogenen Krebsarten wie Brust- oder Prostatakrebs vorgebeugt werden. Gerade bei Frauen in den Wechseljahren oder Pillenpausen können die Pytoöstrogene (durch einen häufigen Verzehr an Sojaprodukten) dem Gewichtsanstieg und Haarausfall entgegenwirken.

Es ist schon makaber, dass Gelatinemasse mit Fruchtaromen mit jeder Menge Zucker vermengt in Obstform dem Käufer ein Gefühl vermitteln soll, dass dieses Produkt gesund sei. Teilweise wird die Zuckermasse mit Vitaminen und Mineralstoffen angereichert und dann tatsächlich als „gesund" angepriesen.

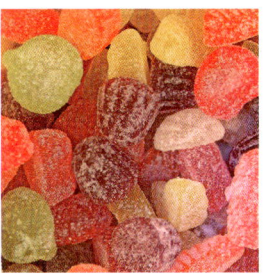

Mit 5 Portionen Gemüse und Obst am Tag, wie es seit Jahren von der DGE fast mantraartig ins Volk gesprochen wird, ist es möglich abertausende von verschiedenen Vitalstoffen am Tag zu sich zu nehmen. Und dies ist im Vergleich zu all den teuren Pillen nicht so kostspielig, wie es häufig als Ausrede für schäl- und schnipselfaule Menschen verwendet wird.

5 am Tag. 5 am Tag. 5 am Tag. 5 am Tag. 5 am Tag. 5 am Tag.

Im folgenden Kapitel erfahren Sie, in welcher Form Nahrungsmittel mit Hauptnährstoffen und Vitalstoffen ausgestattet sind. Dann sehen Sie, wie gut die Natur für Sie sorgt und Ihnen alles bereitstellt.

Also brauchen Sie sich keine großartigen Gedanken um beispielsweise die Vitaminversorgung Ihrer Familie machen, sondern können Ihre Energie für andere Lebensbereiche aufsparen.

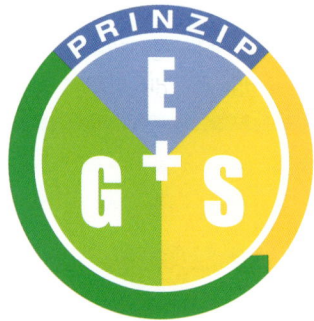

4. Das Prinzip GESund

Prinzip GESund:

- Kombination aus GEMÜSE-, EIWEISS- und SÄTTIGUNGSBEILAGE
- Ausreichende Versorgung mit allen Vitaminen, Mineralstoffen, Ballaststoffen, sekundären Pflanzenstoffen, essentiellen Fett- und Aminosäuren
- Abbau von überflüssigem Fett
- Muskelaufbau und -erhaltung
- Längere Sättigung
- Förderung der Verdauung
- Vorsorge vor und Gesundung bei Erkrankungen wie Adipositas, Insulinresistenz und dem manifesten Typ 2 Diabetes, Bluthochdruck, Fettstoffwechselstörungen, Gicht, Asthma, Arteriosklerose, Reizdarmsyndrom, Fruktosemalabsorption sowie verschiedenen Krebserkrankungen

- Es gilt der althergebrachte Rhythmus: Frühstück, Mittag- und Abendessen als vollwertige und ausreichend große Mahlzeiten.

- Wem drei Mahlzeiten am Tag zu wenig sind, der kann eine 4. Mahlzeit einbauen – entweder zwischen Frühstück und Mittagessen oder zwischen Mittag- und Abendessen. Mehr dazu in diesem Kapitel unter 4.5.

- Frühstücken Sie spätestens zwei Stunden nach dem Aufstehen und verzehren Sie die letzte Mahlzeit allerspätestens zwei bis drei Stunden vor dem Schlafen. Dehnen Sie Ihre Mahlzeiten nicht unnötig aus. Essen Sie in Ruhe, aber ohne Unterbrechungen. Danach ist Ihre Mahlzeit abgeschlossen.

- Zwischen den Mahlzeiten sollten mindestens drei bis fünf Stunden Zeit liegen, in denen nichts gegessen werden sollte, aber Wasser, ungesüßter Tee (ausgenommen Früchte- und aromatisierte Tees) oder auch Kaffee getrunken werden kann. In dieser Phase sollen keine weiteren Verdauungssäfte produziert werden. Auch energielose Süßstoffe in Getränken, Bonbons oder Kaugummis können die Insulinproduktion der Bauchspeicheldrüse anregen. Ebenso können Ihre Zähne durch den steigenden pH-Wert im Mund wieder remineralisieren. Das schützt Sie vor der Entstehung von Karies.

- Das Abendessen ist die einzige Mahlzeit, die Sie ausfallen lassen können, wenn Sie keinen Hunger haben. Der meldet sich dann am nächsten Morgen zum Frühstück.

- Alle Speisen, die reich an Glukose, Fruktose und Saccharose sind, werden als NACHSPEISEN angesehen und können im Rahmen des Mittag- oder Abendessens je nach Beschwerdebild öfter bis hin und wieder verzehrt werden (mehr dazu in Kapitel 4.4).

■ Schlafen Sie ausreichend, mindestens acht Stunden pro Nacht. Im Schlaf regeneriert sich Ihr Körper und es werden Hormone produziert, die sowohl für Ihre physische als auch psychische Gesundheit wichtig sind.

■ Die Mahlzeit besteht immer aus einer GEMÜSE-, einer EIWEISS- und einer SÄTTIGUNGSBEILAGE. In den folgenden Kapiteln werden Ihnen verschiedene Möglichkeiten dieser Bausteine genannt. Danach können Sie sich selbst Ihre Lieblingsmahlzeiten daraus bauen.

Die folgende Grafik zeigt Ihnen, in welchem Verhältnis im **Prinzip GESund** GEMÜSE-, EIWEISS- und SÄTTIGUNGSBEILAGE zueinander stehen. Je nach Körpergröße und Bewegungszustand werden Sie mehr oder weniger Nahrung benötigen. Wenn die Mahlzeiten relativ ausgeglichen groß sind und das Verhältnis der Komponenten stimmt, ernähren Sie sich gesund. Sollten Sie unter überflüssigem Körperfett leiden, finden Sie in Kapitel 5 ein Verhältnis, das Ihnen erstmal beim Abbau der Pfunde helfen wird.

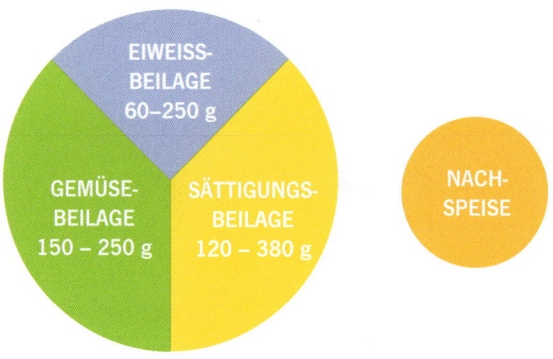

Schaubild 7

(Mengen EIWEISS- und SÄTTIGUNGSBEILAGE: siehe Tabellen 7, S. 60 und 19, S. 85)

Interessanterweise essen viele diese drei Komponenten, nur in anderen Mengenverhältnissen. Oft sind EIWEISS- und GEMÜSEBEILAGE im Verhältnis vertauscht, und häufig besteht diese EIWEISSBEILAGE dann aus tierischen Produkten wie Fleisch, Fisch oder Ei. Ist keine EIWEISSBEILAGE in der Mahlzeit enthalten, ist sehr oft die SÄTTIGUNGSBEILAGE zu groß, wie zum Beispiel bei vielen Nudelgerichten. Ebenso besteht die NACHSPEISE selten aus Obst und häufiger aus Süßigkeiten. Manchmal sogar aus solchen, die vorgeben, gesund zu sein, wie beispielsweise fertige Früchtejoghurts, die zu viel Zucker enthalten.

Wie sehen Ihre Mahlzeiten aus?

4.1 G für GEMÜSEBEILAGE

Neben den wichtigen Vitalstoffen, die Gemüse und auch Obst liefern, soll diese Gruppe G einen energiearmen aber volumenmäßig hohen Anteil ausmachen, denn der Füllungszustand des Magen-Darmtraktes hat einen hohen Einfluss auf Hunger und Sättigung.

Zur Gruppe GEMÜSEBEILAGE zählt alles, was einen hohen Wassergehalt hat, geringe Nährstoffgehalte und verhältnismäßig hohe Ballaststoffgehalte.

Inhaltsstoffe	Fett %	Eiweiß %	Kohlenhydrate %	Ballaststoffe %
Gemüse	0,1 – 0,7	1 – 3,5	0,5 – 5 (manches Knollengemüse bis zu 12)	1 – 5 (Ausnahmen wie Artischocke mit 11)

Tabelle 4

Bei einem Verzehr von 150 g bis 250 g Gemüse als Beilage trägt es auch maßgeblich zur täglichen Ballaststoffdeckung bei.

Von Kräutern und Gewürzen nimmt man gewöhnlich nicht so viel zu sich, aber sie fallen trotzdem unter die GEMÜSEBEILAGE.

Inhaltsstoffe	Fett %	Eiweiß %	Kohlenhydrate %	Ballaststoffe %
Frische Kräuter, Wurzel-, Schoten-, und Knollengewürze	0,2 – 2	1 – 6	3 – 28	3 – 8

Tabelle 5

Kräuter und Gewürze haben im Verhältnis zu ihrem geringen Nährwert einen sehr hohen Anteil an Mineralstoffen und sekundären Pflanzenstoffen. Frische Kräuter enthalten auch viele Vitamine.

Hier die Highlights:

Chili, Paprika, Pfeffer, Vanille, Kapern, Nelken, Safran, Beifuss, Estragon, Lorbeer, Oregano, Majoran, Thymian, Rosmarin, Petersilie, Schnittlauch, Zimt, Kardamom, Muskat, Anis, Knoblauch, Zwiebel, Ingwer, Meerrettich, ...

Auch das Obst zählt hin und wieder zur GEMÜSEBEILAGE – z.B. im morgendlichen Müsli. Da Obst jedoch einen relativ hohen Gehalt an schnell verfügbaren Kohlenhydraten enthält, wird beim Prinzip GESund empfohlen, mehr Gemüse als Obst am Tag zu verzehren. Wegen der vielen Vitalstoffe kann Obst immer als NACHSPEISE verzehrt werden (siehe Kapitel 4.4).

Inhaltsstoffe	Fett %	Eiweiß %	Kohlenhydrate %	Ballaststoffe %
Obst	0,1 – 0,5	0,3 – 1,5	5 – 20 (umso süßer das Obst, umso mehr ist darin enthalten)	1 – 4 (Beerenobst bis 7)

Tabelle 6

Das Gemüse roh als Stick oder als Salat, in Stücken blanchiert, gekocht oder püriert, macht im Prinzip GESund ein Drittel bis die Hälfte der Mahlzeit aus. So bekommen Sie viele Ballaststoffe, Vitamine, Mineralstoffe und sekundäre Pflanzenstoffe. Damit wertet es Ihre Mahlzeit enorm auf, und es füllt andererseits Ihren Magen. Wegen seines hohen Wassergehalts hat Gemüse einen geringen Nährwert und durch die Ballaststoffe sättigt es lang anhaltend.

Vitalstoffe durch die GEMÜSEBEILAGE:

■ **Frisches Gemüse:**

Gemüse als Rohkost oder marinierten Salat verzehrt, gibt Ihnen die meisten Vitamine.

■ Beim Kochen:

Es ist empfehlenswert, frisches Gemüse zu verarbeiten. Je kürzer die Erhitzungsdauer, umso mehr Vitamine bleiben erhalten.

■ Tiefkühlwaren:

Gelegentlich können Sie auch Tiefkühlgemüse verwenden. Gefrorenes Gemüse enthält manchmal sogar mehr Vitamine als frisches, das von weiter her kommt. Es wurde gleich nach der Ernte tiefgefroren und hat den oft sehr langen Transportweg sozusagen geschlafen, während das ungefrorene Gemüse Tag um Tag wichtige Vitamine während des Transports und der Lagerung verliert. Jedoch bildet sich durch die Gefrierung im Gemüse ein Stoff, der nach dem Verzehr die Aufnahmefähigkeit wichtiger Vitamine im Körper herabsetzt. Deshalb ist es am besten, vor allem auch für die Umwelt, regionales Gemüse zu kaufen und zu verzehren.

■ Gemüse aus Glas, Tetrapack und Dose:

In den Konserven zerfallen mit der Zeit die Zuckerketten im Gemüse, damit steigt nach dem Verzehr die Blutzucker- und Insulinantwort im Körperstoffwechsel. Ebenso verliert das konservierte Gemüse viele wichtige Vitamine. Hin und wieder können aber auch Konserven in die Mahlzeiten integriert werden, wenn beispielsweise frisches Gemüse mit Tomatenkonserven zubereitet wird. Die GEMÜSEBEILAGE kann mit etwas Öl zubereitet werden; zum Beispiel Gemüse in etwas Öl braten, Salat mit Öl marinieren oder Gemüsestücke in Öl und Gewürzen schwenken und im Backofen backen.

Tipp: Verwenden Sie günstige Öle, wie beispielsweise Rapsöl zum Braten und hochwertige Öle wie Olivenöl für Salate.

Für Gemüse und Obst beim **Prinzip GESund** gilt:

So bunt gemischt wie möglich!

Hier die Highlights:

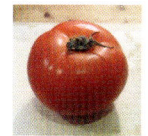
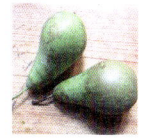
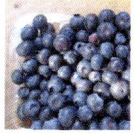
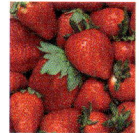

Tomate, Paprika, Gurke, Karotte, Kohlrabi, Radieschen, Rettich, Mangold, Spinat, Blattsalate, Grüne Bohnen, (Weiß- und Rot-) Kraut, Blumenkohl, Brokkoli, Kohl, Spargel

Apfel, Birne, Trauben, (Him-, Heidel-, Brom-, Erd-, Johannis-, ...) Beeren, Pfirsich, Mirabelle, Nektarine, Pflaume, Kirsche, Kiwi, Orange, Mandarine, Pampelmuse, Banane

Obst und Gemüse enthalten besonders viele...

Vitamine: Provitamin A (ß-Karotin), K, C, B_6, Folsäure und Biotin
Mineralstoffe: Eisen, Kalzium und Kalium
Sekundäre Pflanzenstoffe: Polyphenole, Karotinoide, Glucosinolate, Saponine, Sulfide, Monoterpene

4.2 E für EIWEISSBEILAGE

Zur Gruppe E gehören alle Nahrungsmittel, die in ihrer jeweiligen Portionsgröße (siehe Tabelle 7) ausreichend Eiweiß zur Gesamtmahlzeit beitragen. Die EIWEISSBEILAGE ist wichtig für unseren Körper, für den Erhalt und den Aufbau der Muskelmasse. Daher sollte es in jeder Mahlzeit enthalten sein. Nur darf die EIWEISSBEILAGE nicht ausschließlich über tierische Nahrungsmittel aufgenommen werden. Die folgende Tabelle zeigt Ihnen die EIWEISSBEILAGEN und die Portionsgrößen.

EIWEISSBEILAGE

Lebensmittel	Gehalt auf 100 g				Portionsgröße
Durchschnitts-werte	Fett (g)	Eiweiß (g)	Kohlen-hydrate (g)	Ballast-stoffe (g)	EIWEISSBEILAGE pro Mahlzeit (g)
Fleisch mager	1 – 5 (bis 15)	20 – 25	0,01 – 0,5	–	60 – 120 g
Fetteres Fleisch/ Hackfleisch	15 – 25	15 – 20	0,01 – 0,5	–	60 – 100 g
Geräucherte Geflügelbrust/ magerer Schinken	1 – 5	20 – 27	0,1 – 0,5	–	40 – 60 g (bei Brotmahlzeit)
Fleischwurst/ Lyoner/ Salami	12 – 35	15 – 25	0,1 – 0,5	–	40 – 60 g (bei Brotmahlzeit)
Fisch und Meeres-früchte	0,5 – 17 (Aal 25)	15 – 22	0,5 – 1,5	–	60 – 120 g oder 40 – 60 g (bei Brotmahlzeit)
Eier	9,3	12	1,5	–	1 – 2 Stück
Käse (hart & weich), Frischkäse	0,2 – 35	8 – 27	0,1 – 4	–	60 – 100 g je nach Fettgehalt 40 – 60 g (bei Brot-mahlzeit)
Quark	0,2 – 10	9 – 13	3 – 4	–	100 – 200 g
Joghurt und Milch	1,5 – 3,5	3,4 – 5	4 – 5	–	150 – 250 ml
Nüsse	47 – 73	9 – 30	4 – 21	6 – 11	40 – 60 g
Kerne	37 – 51	21 – 36	3 – 35	6 – 23	
Tofu	6 – 9	10 – 16	0,5 – 2,5	0,5 – 1,5	100 – 120 g
Linsen, Bohnen, Erbsen (verzehrfertig)	0,1 – 6	6 – 12	13 – 17	3 – 8	120 – 200 g
Sojajoghurt, Soja-quark/ Seidentofu	2,5 – 3,5	3,5 – 5,5	0,4 – 3,5	0,2 – 0,6	150 – 250 ml
Sojamilch	2 – 2,5	3,3 – 3,7	0,1 – 3	0,2 – 0,6	
Sprossen aus Hülsenfrüchten	0,1 – 1	3 – 5	1 – 5	1 – 5	200 – 300 g
Sprossen aus Kernen	Für das Sprossen, die Ausgangsmenge der Kerne verwenden. Gewicht verdoppelt sich dann in etwa.				
Pilze	0,2 – 0,6	1,6 – 5,4	0,2 – 12	2 – 7	300 – 500 g (roh) 80 – 120 g (gebraten)

Tabelle 7

Die Panade einer EIWEISSBEILAGE zählt zur SÄTTIGUNGSBEILAGE, da sie ja aus Getreide hergestellt wurde. Die EIWEISSBEILAGE kann zu jeder Mahlzeit mit etwas Fett (Pflanzenöl, Butter, Sahne, Schmand, Kokosmilch, ...) zubereitet werden. Bei fetterem Fleisch oder Fisch, Schnitt- oder Frischkäse, Nüssen und Kernen sollte wenig bis kein zusätzliches Fett verwendet werden.

Wie in der Tabelle ersichtlich wird, stellen die tierischen EIWEISS-BEILAGEN minimale Mengen an Kohlenhydraten bereit – somit wird nach deren Verzehr auch kein bis sehr wenig Insulin von der Bauchspeicheldrüse produziert. Pflanzliche EIWEISSBEILAGEN enthalten schon Kohlenhydrate, aber auch viele Ballaststoffe! Und wir erinnern uns: Ballaststoffe lassen den Blutzucker nicht so stark ansteigen. Im Fall dieser pflanzlichen EIWEISSBEILAGEN steigt der Blutzucker also sehr gering, und das sorgt für ebenso wenig Insulinproduktion. Pflanzliche EIWEISSBEILAGEN haben den tierischen einiges voraus, denn sie enthalten:

- kein Cholesterin, sondern cholesterinsenkende Phytosterine
- keine **ARONS**, aber große Mengen an **ALENS** (siehe Kapitel 3.1.3)
- Phytoöstrogene, die sich positiv auf die hormonelle Konstitution auswirken können
- Ballaststoffe, die den Cholesterinspiegel und Blutzuckerspiegel senken, sättigen und den Magendarmtrakt regulieren

In der Woche sollte somit mindestens ein Drittel der EIWEISSBEILAGEN pflanzlich sein, wie beispielsweise „Salat mit gerösteten Kernen", „Nudeln mit Tomaten-Walnusssoße", „Obstmüsli mit Sojajoghurt" oder „Linsen-Gemüsesuppe".

Folgend alle EIWEISSBEILAGEN im Überblick:

4.2.1 Fleisch

Viel an....

Mineralstoffe: Magnesium, Phosphor, Eisen und Zink
Vitamine: B_1, B_2, B_6, B_{12}, Vitamin K, Niacin und Pantothensäure

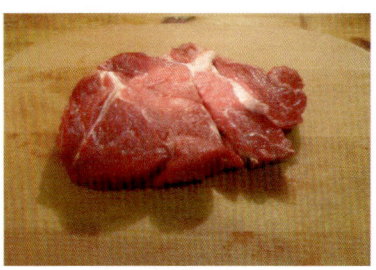

Da mageres Muskelfleisch mit 20 bis 25 % Eiweiß d e r tierische Eiweißspender schlechthin ist, benötigt man wirklich nicht viel davon.

60 bis 120 g pro Portion sind absolut ausreichend. Sollten Sie jedoch in einem Restaurant speisen und haben ein Stück Fleisch auf dem Teller, das mehr wiegt, heißt das nicht, dass Sie etwas davon zurückgehen lassen müssen. Die Angaben im **Prinzip GESund** geben Ihnen lediglich ein Bewusstsein über die gesunde Menge.

Da im Fleischfett viele **ARONS** enthalten sind (siehe Kapitel 3.1.3), sollte fetteres Fleisch nicht so häufig auf dem Speiseplan stehen. Jedoch ist es nicht verboten. Wenn Sie fettes Fleisch verarbeiten, verwenden Sie einfach weniger zusätzliches Fett. Oder Sie braten erst das fette Fleisch, schöpfen dann das Fett ab und geben am Ende der Zubereitung einen Schuss hochwertiges Pflanzenöl hinzu.
Bei den Brühwursterzeugnissen (Fleischwurst, Bratwurst, Fleischkäse, Lyoner, ...) ist das schon etwas schwieriger, weil hier das Fett im Fleischteig verarbeitet wurde. Das kann nicht einfach rausgebraten werden. Um Ihre Gesundheit zu schonen, verwenden Sie

vorzugsweise magere Produkte. Das gilt auch für die Brotzeit mit geräucherter Geflügelbrust oder magerem Schinken. Dann sind hin und wieder ein paar Scheiben fettere Wurst auf dem Frühstücks-, Pausen- oder Abend-Brot okay, da auch das Fett im Verhältnis zur Gesamtmahlzeit nicht so viel ausmacht. Größere Mengen, wie ein halber Fleischwurstring, Fleischkäse oder Bratwurst im Brötchen machen da natürlich schon die drei- bis fünffache Menge an tierischem Fett aus.

Nach der Empfehlung der DGE sollte in der Woche nicht mehr als 300 bis 600 g Fleisch und Wurst verzehrt werden. Wer morgens bereits Wurst oder Schinken frühstückt, mittags und abends mehrmals Steak, Hackfleischburger, Salat mit gebratenen Putenbruststreifen oder Ähnliches isst, dessen Fleischverzehr ist zu hoch. Damit steigt die Gefahr an Gelenkentzündungen und Arteriosklerose zu erkranken. Auch werden Leber und Nieren durch die hohen Eiweißmengen sehr stark gefordert.

Gut für Sie und für das Tier:

Da Fleisch nicht so häufig auf dem Speiseplan stehen muss, kann man sich nun auch viel besser Bio-Fleisch leisten. Neben der artgerechten Tierhaltung nach den EG-Rechtsvorschriften für den ökologischen Landbau ist auch der Einsatz von Hormonen, Wachstums- und Leistungsförderern sowie der vorbeugende Einsatz von Medikamenten und Antibiotika verboten.

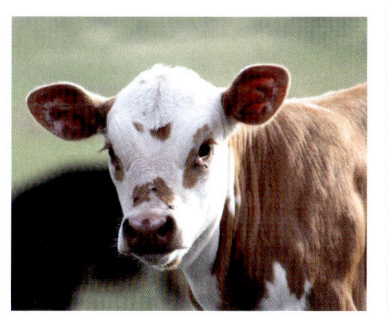

Viel an....

Mineralstoffe: Jod und Zink
Vitamine: A, D, B1, B2, B6, B12, Niacin und Pantothensäure

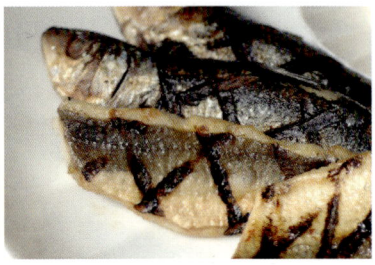

Fisch ist wie Fleisch ein guter Eiweiß-lieferant und enthält zwischen 15 bis 22 % Eiweiß. Mengen von 60 bis 120 g reichen in einer Mahlzeit absolut aus, um den Eiweißbedarf zu dek-ken.

Fisch (Meer, Fluss)	Fett %	Eiweiß %
Aal und aalartige Fische	25	15
Makrele, Hering, Thunfisch, Sprotte, ...	5 – 17	17 – 22
Rotbarsch, Seezunge, Seehecht, Sardine, Sardelle, Forelle, Karpfen...	2 – 5	
Dorsch, Seelachs, Scholle, Hecht, Zander, ...	0,5 – 2	
Meeresfrüchte	0,5 – 2	15 – 20

Tabelle 8

Wie in Kapitel 3.1.3 beschrieben wurde, enthält Fisch viele Omega-3 Fettsäuren in der am besten verfügbaren Form – nämlich **EIPAS**. Und Sie erinnern sich bestimmt, dass die Vorstufe dieser **EIPAS** die **ALENS** (auch Omega-3 Fettsäuren) in vielen pflanzlichen Nahrungsmitteln vorkommen, und dass alle pflanzlichen Nahrungsmittel kein Cholesterin enthalten – Fisch schon! Und Fisch enthält auch **ARONS**. Aber schon allein aus dem ökologischen Gedanken heraus sollte nicht jeden Tag Fisch auf dem Speiseplan stehen, denn unsere Meere sind bereits überfischt – manche Fischarten sind so gut wie ausgerottet. Zuchtfische in großen Becken haben kein natürliches Futter und werden wie andere Masttiere mit industriellem Futter gefüttert. Zusätzlich werden diese häufig wegen der hohen Beckenbesetzung vorsorglich mit Antibiotika behandelt, damit kein Massensterben den Hersteller ruiniert – unsere Gesundheit steht dabei im Hintergrund. Damit die Fische schneller wachsen und der Gewinn steigt, kommen oft Wachstumshormone zum Einsatz. Auch hier gilt: lieber etwas mehr bezahlen und dafür seltener genießen.

4.2.3 Milchprodukte

Viel an....

Mineralstoffe: Kalzium, Phosphor, Magnesium, Jod und Zink
Vitamine: A, D, B_2, B_6, B_{12}, Niacin, Folsäure und Pantothensäure

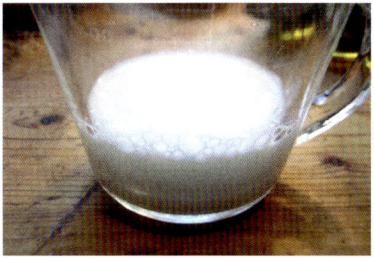

Das Fett der Milchprodukte enthält viel Cholesterin und geringe Mengen an **ARONS**. Bei sehr fetten Milchprodukten sind die Werte dann sehr hoch. Deshalb sollten Sie diese in Maßen genießen.

Bei der Auswahl von Käse wird Ihnen ein Fettgehalt begegnen, der nicht dem absoluten Gehalt entspricht: % Fett i. Tr. = % Fett in der Trockenmasse.
Eine grobe Faustregel für „Fett i. Tr." lautet:
■ Fettgehalt des harten Käses wie Schnittkäse teilen Sie durch 2
■ des weichen Käses wie Camembert oder Mozzarella durch 3
■ des Quarks durch 4
Dann erhalten Sie in etwa die absolute Fettmenge.

Lassen Sie sich nicht von Herstellern auf die Schippe nehmen mit Werbeslogans wie: „Schnittkäse mit nur 16 % Fett absolut", denn das ist dasselbe wie 32 % Fett i. Tr. Und meist ist das Produkt mit der aufwändigen Werbung dann auch noch viel teurer! Schauen Sie mal im Kühlregal nach.

Quark, Milch und Joghurt	Fett %	Eiweiß %	Kohlenhydrate %
Magerquark	0,03	13	4
Quark (40 % F. i. Tr.)	10	9	3,2
Naturjoghurt	1,5 – 3,5	3,4 – 5	4,1 – 5
Milch	1,5 – 3,5	3,4	4,9

Tabelle 9

Milch und Naturjoghurt sind wegen ihres hohen Milchzuckergehalts und verhältnismäßig geringen Eiweißgehalts nur bedingt als EIWEISSBEILAGE zu betrachten. Werden sie jedoch mit einem Müsli mit ballaststoff- und eiweißreichen Nüssen, Kernen und Haferflocken aufgewertet, sind sie ideal (siehe Müslirezeptur Kapitel 6.1).

Joghurt, der nicht ultrahocherhitzt wurde, stellt viele gute Milchsäurebakterien, so genannte Probiotika, zur Verfügung, die für den Darm wichtig sind und dort krankmachende Erreger verdrängen.

Kaufen Sie keine Naturjoghurts, die mehr als maximal 5 % Kohlenhydrate enthalten. Manche Hersteller werben mit dem „milden" Geschmack ihrer Joghurts. Schaut man auf die Zutatenliste, enthalten sie häufig sieben und mehr Prozent Zucker. Das wirkt sich dann auf Ihren Blutzucker aus.

Joghurt, Milch und Quark mit einem Fettgehalt unter 1,5 % Fett zu wählen, ist absolut überflüssig, und sollte Ihre Mahlzeit sonst kein weiteres Fett beinhalten, ist es für Ihren Blutzucker sogar kontraproduktiv.

Quark enthält mehr Eiweiß und weniger Milchzucker als Milch und Joghurt. 150 g Quark ins Müsli oder mit frischem Obst als Zwischensnack gibt Ihnen ausreichend Eiweiß für diese Mahlzeit.

Käse & (Kräuter-) Quark	Fett %	Eiweiß %	Kohlenhydrate %
Handkäse	0,2 – 0,5	27	–
Schnittkäse	15 – 30	24 – 27	–
Camembert	15 – 35	16 – 23	0,1 – 2
Mozzarella	9 – 20	18 – 20	1,5
Hüttenkäse	2 – 5	10 – 15	2 – 3
Frischkäse	5 – 24	8 – 15	3 – 4
(Kräuter-) Quark	3 – 10	9 – 13	4

Tabelle 10

Handkäse, Hüttenkäse und Quark können wegen ihrer geringen Fettmengen eine ganze Eiweißportion in der Mahlzeit ausmachen.

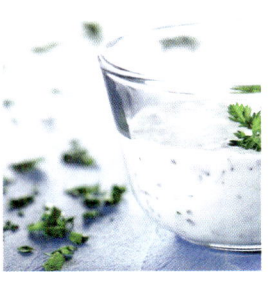

Folgend einige Beispiele:
- 2 Handkäse mit Musik, Graubrot und Krautsalat
- 150 g Kräuterquark mit Ofenkartoffel und Blattsalat
- 1 aufgeklapptes Körnerbrötchen mit etwas Butter, 2 Scheiben Gouda sowie einigen Gurken- und Tomatenscheiben belegt

Bei Gemüseaufläufen, die mit Käse überbacken werden, kann die Käseportion pro Person 80 – 100 g ausmachen (Gouda, Emmentaler, Mozzarella). Aber dann benötigt man kein weiteres Fett. Im **Prinzip GESund** kann der Lieblingskäse (Bergkäse, Camembert,...) auf dem Frühstücks-, Pausen oder Abendbrot gewählt werden. Man muss hier nicht auf den Fettgehalt achten, weil dieser im Verhältnis zur Gesamtmahlzeit nicht groß ins Gewicht fällt.

Rahm, Sahne und Butter:

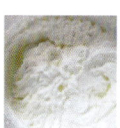

(Streich-) Rahm, Saure Sahne, Schmand, Schlagsahne und Butter sollten nicht als EIWEISSBEILAGE eingesetzt werden, da ihre Eiweißgehalte unter 3 % liegen und sie verhältnismäßig viel Fett enthalten. Jedoch können sie im Rahmen der Mahlzeit zur Verfeinerung eingesetzt werden.

4.2.4 Eier

Viel an ...

Mineralstoffe: Phosphor, Jod und Zink
Vitamine: A, K, B_2, B_6, B_{12}, Niacin und Biotin

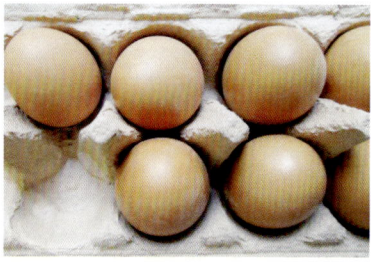

Stellvertretend für alle Ei-Sorten wird im Folgenden nur das Hühnerei aufgegriffen.
Es wiegt im Durchschnitt 60 g. Im Dotter, das ungefähr ein Drittel des Gesamtvolumens ausmacht, ist hauptsächlich das Fett des Eis enthalten – nämlich wiederum ein Drittel.

	Fett	Eiweiß	Kohlenhydrate	Cholesterin
1 Ei (60 g)	6 g	7 g	1 g	240 mg

Tabelle 11

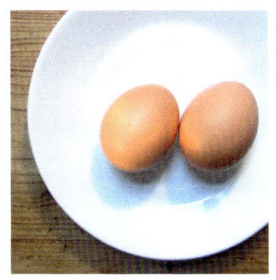

Wegen seines hohen Cholesterinanteils ist es in der Vergangenheit ziemlich in Verruf geraten, denn die Empfehlung lautet, 200 mg Cholesterin am Tag nicht zu überschreiten. Man dürfte also nicht mal ein ganzes Ei am Tag verzehren. Trotzdem sind ein- bis zweimal in der Woche ein bis zwei Eier als EIWEISSBEILAGE absolut okay, weil der Körper unter Anwendung vom Prinzip GESund das Cholesterin gut verstoffwechseln kann.

Das Ei als EIWEISSBEILAGE in folgenden Mahlzeitbeispielen:
- Gekocht: zum Sonntagsfrühstück
- Omelette: Kartoffel-Gemüseomelette
- Spiegelei: Spinat mit Salzkartoffeln und Spiegelei

Bedenken Sie jedoch, wie viele Eier Sie zusätzlich noch über verarbeitete Speisen, wie Nudeln, Kuchen und Gebäck zu sich nehmen.

4.2.5 Nüsse

Viel an ...

Mineralstoffe: Phosphor, Kalium, Magnesium, Eisen und Zink
Vitamine: E, Biotin und Folsäure

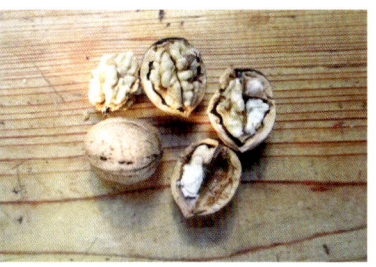

Da Nüsse zu den allergenen Stoffen zählen, sollten Sie auf die Nüsse verzichten, die Sie nicht vertragen.
Beim Prinzip GESund werden Erdnüsse (eigentlich eine Hülsenfrucht) wie gewohnt zu dem Oberbegriff Nüsse gezählt.

Nuss	Fett %	Eiweiß %	Kohlenhydrate %	Ballaststoffe %
Erdnuss	48	30	8	11
Mandel	53	24	6	11
Pistazie	52	21	12	11
Cashew	47	21	22	3
Walnuss	65	16	8	6
Haselnuss	63	16	6	7
Pecannuss	72	11	4	9
Macadamia	73	9	4	11

Tabelle 12

Beispiele für Nüsse als EIWEISSBEILAGE in den Mahlzeiten:

■ Müsli mit Mandeln
■ Obst mit Quark und Pistazien
■ Spaghetti mit Tomaten-Walnuss-Soße
■ Indische Reispfanne mit Gemüse und gebratenen Nüssen (z.B. Cashews)
■ 50 g Erdnussbeutel und ein Stück Obst als lang anhaltend sättigenden Snack für unterwegs

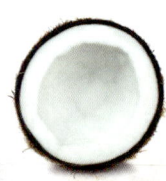

Ausnahmen:

Die Kokosnuss enthält im Gegensatz zu allen anderen Nüssen einen sehr hohen Anteil an gesättigten Fettsäuren und sollte daher nicht zu oft auf dem Speiseplan stehen.

Nuss	Fett %	Eiweiß %	Kohlenhydrate %	Ballaststoffe %
Kokosnuss	37	4	5	9
Maronen (Edelkastanien)	2	6	36	8

Tabelle 13

Da Maronen einen hohen Kohlenhydratgehalt haben, kann man sie gut als Zwischensnack ohne Sättigungsbeilage genießen.

„Oh weh, Nüsse enthalten doch sooo viel Fett!"

Je nach Alter, Größe und Aktivitätsprofil können im Durchschnitt ...

... Frauen 70 bis 90 g Fett und ...

... Männer 80 bis 110 g Fett am Tag verzehren.

Da das Fett aus gesundheitlichen Gründen nicht ausschließlich aus tierischen Produkten stammen soll, können daher schon einige Nüsschen und auch Kerne am Tag verspeist werden.

Deren hochwertige Fette und Ballaststoffe tragen zur Cholesterinsenkung und Blutzuckerregulation (auch durch das enthaltene Kalium und Magnesium) bei – sowie die enthalten Antioxidanzien zur Krebsprävention. Ebenso wurde erforscht, dass eine tägliche Energiesteigerung durch Nüsse keinen Einfluss auf den Gewichtsverlauf hatte.

4.2.6 Kerne

Viel an....

Mineralstoffe: Magnesium und Eisen
Vitamine: E, B₆ und Folsäure

Kerne liefern neben den hochwertigen Fetten viel mehr Eiweiß und Ballaststoffe als Nüsse. Enthält die SÄTTIGUNGSBEILAGE Brot viele Kerne, so haben Sie einen Großteil Ihres Eiweiß- und Ballaststoffbedarfs für die Mahlzeit gedeckt. Somit ist beispielsweise die 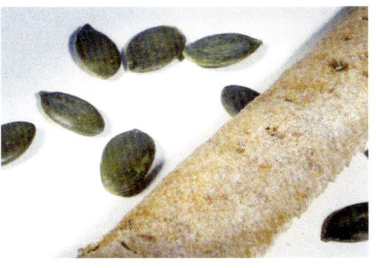 Sättigung nach einem Kürbiskernbrötchen mit Marmelade wesentlich länger anhaltend als nach einem Weißmehlbrötchen mit Marmelade, was den gleichen Energiewert (Kalorien) hat.

Kern	Fett %	Eiweiß %	Kohlenhydrate %	Ballaststoffe %
Kürbis	46	36	3	9
Hanfsamen	51	34	5	4
Sonnenblume	26	26	35	6
Pinien	51	24	7	7
Mohn	42	24	4	21
Leinsamen	37	22	8	23
Sesam	50	21	10	11

Tabelle 14

Beispiele für Kerne als EIWEISSBEILAGE in den Mahlzeiten:

- Gemüsesuppe oder Salat mit gerösteten Kürbis- oder Sonnenblumenkernen
- Nudeln mit Pesto (aus Pinienkernen)
- Obst mit Joghurt und Leinsamen
- Vegetarischer Brotaufstrich aus Kernen (häufig aus Sonnenblumenkernen) als Ersatz für Käse oder Wurst

4.2.7 Hülsenfrüchte

Viel an....

Mineralstoffe: Kalzium, Phosphor, Magnesium, Kalium, Eisen und Mangan
Vitamine: B_1, B_6, Biotin, Folsäure und Pantothensäure

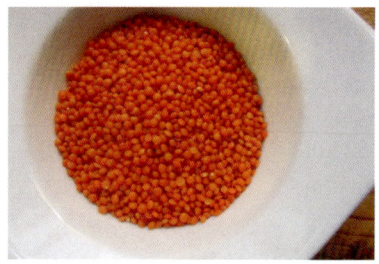

Schon manch einer, der von seiner Asienreise zurückkkam, wunderte sich, als er auf die Waage stieg und feststellte, dass er Körpergewicht verloren hat, obwohl er den ganzen Tag all die leckeren herzhaften kulinarischen Snacks genossen hat. Man schiebt es dann gern auf die Hitze, die zusätzliche Reisebewegung und auch auf die scharfen Gewürze, die ja die Verdauung so stimulieren. Das mag alles seine Berechtigung haben. Doch den größten Effekt bei diesem Phänomen haben die häufig fleischlosen Mahlzeiten, die reich an Hülsenfrüchten sind. Da die Asiaten bis vor ein paar Jahren noch kaum Fleisch zur Verfügung hatten, erhielten Sie das meiste Eiweiß über Hülsenfrüchte, insbesondere über Sojabohnen.

Verzehrsfertige Hülsenfrucht	Fett %	Eiweiß %	Kohlenhydrate %	Ballaststoffe %
Sojabohne	6	12	9	3
Kidneybohne				
Weiße Bohne				
Mungobohne	0,1 – 1	6 – 9	13 – 17	4 – 8
Linse				
Kichererbse				
grüne Erbse				

Tabelle 15

Das Trockenprodukt wiegt nach dem Aufweichen ungefähr das 2,5 – fache. Wenn Sie mögen, essen Sie 120 bis 200 g aufgeweichte – also verzehrsfertige Hülsenfrüchte als EIWEISSBEILAGE.

Getrocknete Hülsenfrüchte aufzuweichen ist besser, als die Konserve zu verwenden. Beispielsweise enthalten grüne Erbsen aus der Dose lediglich 4 – 5 % Eiweiß, und Getrocknete nach dem Aufweichen 7 – 8 % Eiweiß. Ebenso sieht es mit den Ballaststoffen aus, von denen ein Großteil während der Konservierung zerfällt.

Beispiele für Hülsenfrüchte als EIWEISSBEILAGE in den Mahlzeiten:
- ▪ Linsensuppe mit Kartoffeln und Suppengemüse
- ▪ (Kicher-)Erbsen in der Gemüsepfanne mit Reis
- ▪ Oder probieren Sie doch mal ein leckeres Dal (indischer Brei oder Suppe aus Hülsenfrüchten) zu Ihrer GEMÜSE- und SÄTTIGUNGSBEILAGE. Gute Rezepte finden Sie in Kochbüchern indischer oder ayurvedischer Küche.

Die blähende Wirkung der Hülsenfrüchte kann durch etwas Kümmel (vorher kurz angebraten schmeckt er nicht so intensiv) gemildert werden. Sind Ihre Darmbakterien wieder im Gleichgewicht, werden Sie sowieso kaum blähende Wirkungen mehr von Hülsenfrüchten erfahren.

Sojaprodukte	Fett %	Eiweiß %	Kohlenhydrate %	Ballaststoffe %
Tofu (fest – weich)	6 – 9	10 – 16	0,5 – 2,5	0,5 – 1,5
Sojajoghurt, Seidentofu	2,5 – 3,5	3,5 – 5,5	0,4 – 3,5	0,2 – 0,6
Sojamilch	2 – 2,5	3,3 – 3,7	0,1 – 3	0,2 – 6

Tabelle 16

Weitere EIWEISSBEILAGEN aus Sojaprodukten in den Mahlzeiten:

■ Müsli mit Obst und Sojajoghurt oder -milch

■ Tofu nach Herzenslaune mit Gewürzen marinieren und braten, backen oder roh verzehren. Er passt zu allen GEMÜSE- und SÄTTIGUNGSBEILAGEN.

■ Sojawurst oder Aufstrich als vegetarischer Ersatz zu Wurst und Käse bei der Brotmahlzeit

4.2.8 Sprossen

Viel an....

Mineralstoffe: Kalzium, Phosphor, Magnesium, Kalium, Eisen, Zink und Mangan
Vitamine: E, B_1, B_6, Biotin, Folsäure und Pantoethensäure

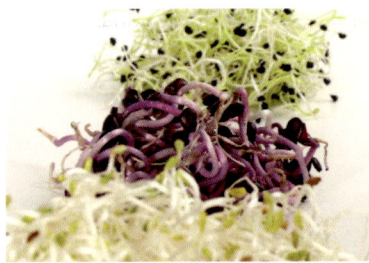

Man kann alle Samen, Körner, Kerne und Hülsenfrüchte durch Wärme und Feuchtigkeitszufuhr zu Sprossen keimen lassen. Bei diesem Vorgang verändert sich immer der Nährstoffgehalt im

Keimling. Viele vorhandene Vitamine vervielfachen sich durch den Keimvorgang in ihren Gehalten. Die bereits schon vorhandenen Mineralstoffgehalte werden durch die Mineralstoffe im Gießwasser gesteigert.

Und es bilden sich sekundäre Pflanzenstoffe. Diese sind wichtig zum Schutz des jungen Keims. Ohne sie wäre er den Bakterien und Parasiten in der freien Natur schutzlos ausgesetzt. Und wenn wir die Sprossen verspeisen, vertreiben w i r krankmachende Bakterien und Parasiten in unserem Verdauungssystem.

> Gekeimte Hülsenfrüchte verlieren durch den Keimvorgang ihre blähende Wirkung.

Als EIWEISSBEILAGE zählen hier Sprossen aus Hülsenfrüchten wie zum Beispiel Mungobohnen, Kichererbsen oder verschiedene Linsen aber auch aus Kernen, wie beispielsweise Sonnenblumen- oder Kürbiskernen. Getreidesprossen (z.B. Weizenkeimling) zählen wegen ihres noch relativ hohen Anteils an Kohlenhydraten zur SÄTTI-GUNGSBEILAGE, und Gemüsesprossen (z.B. Radieschen- oder Rettichsprossen) zählen wegen ihres geringen Eiweiß- und Kohlenhydratgehalts zur GEMÜSEBEILAGE.

Sprossen aus Hülsenfrüchten	Fett %	Eiweiß %	Kohlenhydrate %	Ballaststoffe %
	0,3 –1,2	3,2 – 5,3	1,8 – 5,8	1,6 – 5,6

Tabelle 17

Die Sprossen aus Hülsenfrüchten sollten vor dem Verzehr angedünstet oder blanchiert werden. Sie eignen sich für verschiedene Gemüsepfannen-Gerichte oder die Frühlingsrolle. 200 – 300 g frische Sprossen machen eine komplette EIWEISSBEILAGE aus. Meistens aber wählt man die Sprossen nicht allein, sondern nimmt noch weitere EIWEISSBEILAGEN (siehe Rezepte Kapitel 6.2) hinzu. Sprossen aus Kernen können auch roh verspeist werden. Bei ihren Inhaltsstoffen kommt es darauf an, wie lange man sie keimen lässt. Was zuvor zwei Esslöffel Kerne waren, liefert Ihnen genug Eiweiß für eine Mahlzeit. Mit diesen Sprossen kann man Salate, Suppen, Eintöpfe und selbstgebackenes Brot sowohl geschmacklich als auch gesundheitlich enorm aufwerten.

4.2.9 Pilze

Viel an ...

Mineralstoffe: Kalzium, Phosphor, Magnesium, Kalium, Eisen und Mangan
Vitamine: D, K, B_1, B_6, Biotin, Folsäure und Pantoethensäure

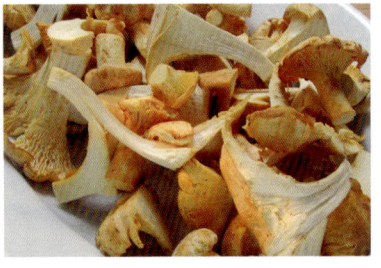

„So wertvoll wie ein kleines Steak!"

Pilze bieten neben hohen Ballaststoffgehalten wichtige sekundäre Pflanzenstoffe. Jedoch können sie durch die von Umweltschadstoffen belasteten Böden auch viele Schwermetalle wie Blei, Quecksilber und Kadmium in sich binden.

Pilz: Pflanze oder Tier ???

Pilze enthalten kein Chlorophyll. Das ist der Stoff, aus dem normalerweise Pflanzen mit Licht Energie gewinnen können. Sie nehmen ihre Nahrung über ein Netz aus dem Boden auf. Und: Die meisten Pilze enthalten in ihren Zellwänden Chitin. Das ist ein Panzerstoff aus mehrfachverzweigten Vielfachzuckern, der sonst nur bei verschiedenen Insekten, Meeresfrüchten und Fischen vorkommt.

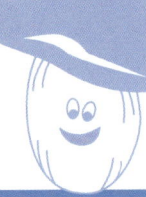

Viele uns geläufige Pilze zählen im Prinzip GESund zu den EIWEISSBEILAGEN. 300 bis 500 g roh ergeben je nach Dauer der Garzeit eine Beilage von ungefähr 80 bis 120 g Pilze.

Folgend einige Beispiele für die jeweiligen Inhaltsstoffe:

Pilz	Fett %	Eiweiß %	Kohlenhydrate %	Ballaststoffe %
Steinpilz	0,4	5,4	0,5	6
Birkenpilz	0,6	4,7	0,2	6,5
Champignon	0,3	4	0,6	2
Butterpilz	0,4	2,6	0,3	4,5
Morchel	0,3	2,5	0,5	7
Pfifferling	0,5	2,4	0,2	3,3
Shiitakepilz	0,2	1,6	12	2

Tabelle 18

Große Heiler:

Die asiatischen Pilze Shiitake und Maitake (auch Klapperschwamm genannt) enthalten ß-Glucane (bestimmte mehrfachverzweigte Vielfachzucker), die das Immunsystem anregen. Somit sagt man diesen Pilzen nach, dass sie Virus- und Krebserkrankungen vorbeugen und lindern können.

Beispiele für Pilze als EIWEISSBEILAGE in den Mahlzeiten:
- Salat mit gebratenen Champignons und Brötchen
- Pilzpfanne in Rahmsoße mit Knödeln und Rotkraut
- Pilz-Gemüse-Reis-Pfanne
- Brotaufstrich auf Nährhefebasis als Ersatz für Wurst und Käse. (Nährhefe besteht zu 17 % aus Eiweiß. Viele dieser vegetarischen Brotaufstriche schmecken herzhaft etwa wie Leberwurst – enthalten jedoch nur pflanzliche Inhaltsstoffe. Dafür sorgt der herzhaft würzige Geschmack „umami" des Glutamats wie auch in der Wurst oder im Käse.)

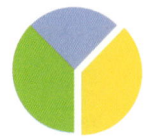

4.3 S für SÄTTIGUNGSBEILAGE

Die SÄTTIGUNGSBEILAGE besteht ausschließlich aus zwei pflanzlichen Nahrungsmitteln: Getreide und Kartoffeln.

Die Kartoffel ist schnell definiert: mit 0,1 – 0,2 % enthält sie kaum

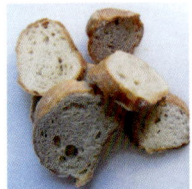

Fett, 2 % Eiweiß, 15 % Kohlenhydrate und 2 – 3 % Ballaststoffe. Da sie viel Wasser speichert und deshalb eine geringe Nährstoffdichte hat, könnte die Kartoffelportion in der Mahlzeit die GEMÜSEBEILAGE ersetzen. Doch wer isst schon gerne ein halbes Kilo Kartoffeln mit einer verhältnismäßig kleinen EIWEISSBEILAGE? Besser schmeckt es mit weniger Kartoffeln und etwas Gemüse.

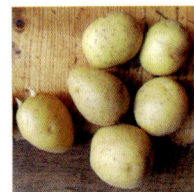

Wird die Kartoffel jedoch zu Kartoffelmehl (in Kartoffelbrei, Kroketten oder Pommes) oder Kartoffelstärke (in etlichen Soßen und Suppen) verarbeitet, steigt die Verfügbarkeit der Glukose und somit auch der Blutzucker. Kroketten, Pommes, Kartoffelecken und Ähnliches werden zusätzlich noch mit gesundheitsschädigenden gehärteten Fetten versetzt. Deshalb sollten Sie diese Beilagen nur hin und wieder wählen und häufiger die Kartoffel in ihrer natürlichen Knollenform genießen.

Getreide landet in folgenden Formen auf unseren Tellern:
- Geschält, geschliffen und zerhackt: Hart- bis Weichweizengrieß, Couscous oder Graupen
- Gemahlen: Mehl (Weißmehl enthält hauptsächlich den Stärkekörper, im Vollkornmehl ist das gesamte Korn vermahlen)
- Gepresst: Flocken
- Entspelzt und geschliffen: weißer Reis (Vollkornreis ist ungeschliffen)

- Entspelzt, geschliffen und gedämpft: Dinkel oder Weizen sowie Reis
- Gepufft/extrudiert: Popcorn oder bestimmte Frühstücksgetreide
- Gekocht: zum Beispiel Mais

Im **Prinzip GESund** gilt für die Getreidekörner als Sättigungsbeilage: „Vollkornprodukte bevorzugen", weil Sie damit einfach und lecker Ihren Ballaststoffhaushalt aufwerten können und zusätzlich pflanzliches Fett und Eiweiß aufnehmen. Welches Getreide Sie wählen, ist dabei wirklich zweitrangig.

Der Weizen ist ein wunderbares Getreide und kann neben all den anderen tollen Getreidearten wie Roggen, Dinkel, Hafer, Mais, Hirse, etc. auf Ihrem Speiseplan stehen. Einige so genannten Experten machen seit Jahren den Weizen zum Sündenbock der ernährungsbedingten Volkskrankheiten. Dabei ist es nicht der Weizen, sondern seine Verarbeitung – das Ausmahlen des Stärkekörpers ohne Schalenanteile. Die daraus hergestellten Produkte sind dann ballaststoffarm, und meist werden ihnen noch Unmengen an Haushaltszucker zugesetzt, was im ständigen Verzehr diese Erkrankungen hervorruft.

Viele dieser „Experten" bieten sogar eine Reihe von teuren Bluttests an, häufig mit dem Ergebnis, dass der Betroffene keinen Weizen mehr essen soll. Doch was passiert, wenn man keinen Weizen isst? Es fällt schon mal ein Großteil der NACHSPEISEN und herzhaften Zwischensnacks, wie Pizzateilchen oder belegte Brötchen, die man schnell mal zwischendurch am Bahnhof oder in der Stadt konsumiert, weg. Betroffene mit dieser Diagnose kaufen dann bewusster ein. Sie gehen in die Reformhäuser und kaufen SÄTTIGUNGSBEILAGEN aus Roggen oder Dinkel, die häufig in diesen Läden aus Vollkornmehl angeboten werden. Und schwups nehmen die Betroffenen ab oder die Reizdarm-

Symptome lindern sich. Doch wer hat da profitiert und durch welche Aussagen?

Reis steht im Ranking der SÄTTIGUNGSBEILAGEN im **Prinzip GESund** an letzter Stelle, weil er am wenigsten Eiweiß und Ballaststoffe enthält.

Früher galt Reis als d e r kalorienarme Snack, weil er einen verhältnismäßig geringen Fettanteil hat. Aber selbst das „fetteste" Getreide, nämlich der Hafer, gäbe pro Mahlzeit lediglich 3 – 4 g Fett mehr als Reis. Was sozusagen ein Tropfen auf den heißen Stein ist, wenn man 60 bis 100 g Fett am Tag verzehren kann. Die Überlegung, dass Reis schlank machen würde, wurde damals mit der Feingliedrigkeit der Asiaten in Verbindung gebracht. Heute weiß man aber, dass die Menschen dort deshalb so dünn sind, weil sie hauptsächlich als EIWEISSBEILAGE Hülsenfrüchte, Pilze und Sprossen verspeisen und sich bis vor einigen Jahren selten fleisch- und haushaltszuckerhaltige Luxusartikel leisten konnten. In den Regionen, wo diese nun häufiger auf dem Speiseplan stehen, werden jetzt auch mehr und mehr Übergewicht und damit verbundene Erkrankungen verzeichnet.

In der folgenden Tabelle sehen Sie SÄTTIGUNGSBEILAGEN in gewöhnlichen Portionsgrößen für Menschen mittlerer Größe und mittlerem Aktivitätsprofil. Wenn Sie überschüssiges Körpergewicht reduzieren möchten, halten Sie sich jedoch an die Werte in Tabelle 21 auf S. 119, da zum Fettabbau eine Zeit lang die Menge der SÄTTIGUNGSBEILAGE eingeschränkt werden muss. Sobald Sie dann einige Kilogramm Fett verloren haben, sich ausreichend bewegen und Ihr Stoffwechsel wieder funktioniert, können Sie auf die folgenden Mengen umsteigen und werden ihr Körpergewicht beibehalten.

Die folgenden SÄTTIGUNGSBEILAGEN haben einen Kohlenhydratgehalt von 50 bis 62 g. Bei Fett und Eiweiß unterscheiden sie sich jedoch – was sehr interessant ist.

SÄTTIGUNGSBEILAGE	Fett g	EW (g)	KH (g)	BS (g)
120 g Weißbrot (2 Brötchen)	1,5	8,5	58	3 – 4
125 g Toastbrot hell (5 Scheiben oder 3 Big-Toast-Scheiben)	4,2	9,2	60	3 – 4
130 g Graubrot (2 Scheiben)	1	7,4	58	6 – 7
80 g Knäckebrot (8 Scheiben)	1,6	8,5	59	8 – 12
150 g Vollkornbrot (2 Scheiben, sind schwerer als lockeres Weiß- oder Graubrot)	1,4	9,7	56	12 – 15
125 g Vollkorntoastbrot (5 Scheiben oder 3 Big-Toast-Scheiben)	4	10,6	54	7 – 8
Nudeln (hell, ohne Ei) 83 g roh/ 200 g gekocht	1,2	9	62	2
Vollkornnudeln 83 g roh/ 200 g gekocht	2,5	10,4	54	6 – 7
Reis (alle Sorten – kaum Unterschied!!!) 80 g roh/240 g gekocht	0,5 – 2	6	61	1 – 2
Couscous/ Grieß/ Graupen 80 g roh/ 240 g gekocht	0,7 – 1,2	8 – 9	55 – 59	2 – 4
Weizen wie Reis 83 g roh/ 200 g gekocht	1,2	10	59	5
Dinkel wie Reis 83 g roh/ 200 g gekocht	2	9,3	55	8
Kartoffeln 360 g roh/ 380 g gekocht	0,4	7,5	54	8 – 9
Maisbeilage 300 g gekocht	4	9	61	10
Mehl für Teig 80 g				
Weizen	0,8	7,8	57	3
Roggen	0,8	5,2	57	5
Dinkel	1,2	8,6	54	3,4
Maismehl (Polenta) 80 g	3,3	6,7	53	6
Vollkornmehl für Teig 90 g				
Weizen	2,2	10,3	54	9
Roggen	1,7	8,6	57	12 – 13
Dinkel	1,8	10,8	55	11
Getreideflocken 90 g (6EL) Für ein Müsli mit Joghurt, Milch, Nüssen und Kernen reichen 60 g Flocken aus.				
Haferflocken (kernig & zart)	6,3	11,3	52	8 – 9
Weizenflocken	2	10,6	55	9
Roggenflocken	1,5	8,4	54	12 – 13
Gnocchi (150 g trocken, 220 g gekocht)	0,5	4,5	55	4
2 Kartoffelknödel (220 – 240 g zubereitet)	1,8	2,5	52	2 – 3
Salzgebäck/Filinchen 75g	3 – 5	8 – 10	51 – 56	3 – 4
Reiswaffeln 8 Stück 64 g	2,4	5	50	2
Pommes, Kroketten 200 g	10 – 20	4 – 6	50 – 60	5

Die ernährungsphysiologisch wertvollsten SÄTTIGUNGSBEILAGEN sind rosa unterlegt. Sie enthalten sowohl viel an pflanzlichem Eiweiß als auch viele Ballaststoffe.

Tabelle 19

Und, was waren Ihre Gedanken zu den Mengenangaben?

„Aha, zwei helle Brötchen esse ich meist zum Frühstück." oder „Für den Pizzateig nehme ich 500 g Mehl. Ein Sechstel? Mhhh, könnte passen." oder „Nudeln 83 g roh? Wir essen immer zu Dritt 500 g Spagetti mit angerührter Tomatensoße zu einer Mahlzeit." oder „380 g Kartoffeln? Das schafft doch Keiner!" oder „Zum Abendessen können es bei mir schon mal so vier Scheiben Graubrot sein..." und so weiter und so weiter.

Das ist das übliche Dilemma der SÄTTIGUNGSBEILAGE. Wenn man nicht weiß, was darin ist, kann es passieren, dass man schnell zu viel eines Nährstoffs, in diesem Fall Kohlenhydrate, verzehrt. Das kann dann zum rasanten Blutzuckeranstieg führen. Darauf folgt eine Ladung Insulin aus der Bauchspeicheldrüse und ein rapider Blutzuckerabfall, der dann zu Müdigkeit und Gereiztheit führen und Heißhunger provozieren kann. Vielleicht kennen Sie ja das Nachmittagstief nach einer großen Nudelportion in der Mittagspause.

4.4 NACHSPEISEN

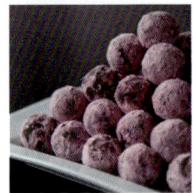

Was sind NACHSPEISEN? Im **Prinzip GESund** werden alle Nahrungsmittel, die viel schnellverfügbare Glukose enthalten, als NACHSPEISEN bezeichnet. Es folgen verschiedene Kategorien:

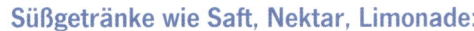

Süßgetränke wie Saft, Nektar, Limonade:

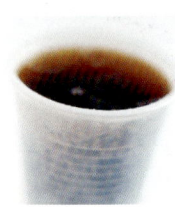

Fruchtsäfte enthalten häufig ebenso viel Zucker wie Limonaden. Der einzige Grund, warum Saft etwas gesünder ist als Limonade, ist dass Saft noch ein paar Vitamine enthält, während in Limonade oft viele Zusatzstoffe enthalten sind, die in größeren Mengen eher der Gesundheit schaden. Egal ob zucker- oder süßstoffhaltig, der Körper reagiert darauf und das nicht nur mit den Verdauungssäften. Es ist nicht gesund, diese Getränke zwischen den Mahlzeiten zu trinken. Sofern man kein Körperfett reduzieren möchte, können sie jedoch hin und wieder zu den Mahlzeiten genossen werden.

Aromatisierte Joghurts und Milch-/Molkegetränke:

Beachten Sie den Zuckergehalt. Häufig ist er bei allen Produkten mit der Aufschrift „Vanille", „Schoko", „Frucht", etc. viel zu hoch (7 – 16 % Zuckergehalt). Dann fallen sie unter die NACHSPEISEN und sollten auch so verzehrt werden. Greift man zu einem Erdbeerjoghurt in dem 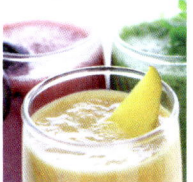 Glauben, dieser sei g e s u n d , muss man wissen, dass diese Joghurts oft wegen des Zuckergehalts und der Wirkung auf die Fetteinlagerung so nachteilig sind, dass man auch eine Rippe von seiner Lieblingsschokolade hätte essen können.

Ketchup und ähnliche Würzsoßen:

Ja, Sie lesen ganz recht. Ketchup enthält so viel Zucker, dass er eigentlich zu den NACHSPEISEN zählt. Doch wer macht das schon? Ein Schälchen Ketchup zum Nachtisch löffeln?! Das Essen in Ketchup zu ertränken, wirkt sich auf die Insulinproduktion aus. Nutzen Sie derartige Produkte eher selten und dann im Rahmen einer ausgeglichenen Mahlzeit. Es ist ein Unterschied, wenn man beispielsweise etwas Ketchup zum gegrillten Fleisch isst und dazu Salat, gegrilltes Gemüse und Kartoffeln, oder ob man viel Ketchup über ein Würstchen und ein helles Brötchen gießt. Übrigens kann man das gegrillte Gemüse mit Chili, Paprika und Curry würzen, dass es mit dem Fleisch ohne Ketchup sogar noch besser schmeckt.

Kuchen und Gebäck:

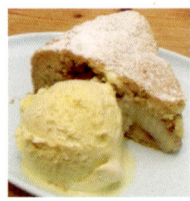 Handelsübliche Kuchen und Gebäck oder auch unsere althergebrachten Kuchenrezepte enthalten so viel Zucker, dass diese zur Gruppe der NACHSPEISEN gezählt werden.

Müsliriegel, Crunchy- oder Honig-Müslis:

Es handelt sich hierbei um maschinell aufgeblasenes Getreide, das danach mit Invertzucker oder Honig umschlossen und als „Cerealien" begrifflich aufgewertet wird. Im Verhältnis bestehen diese Cerealien dann fast nur aus freier Glukose und Fruktose, weil der luftaufgeblasene Getreideanteil im Gesamtgewicht viel weniger ausmacht.

Schokolade und Milchmasse, meist in Riegelform:

Sie enthalten viel Zucker und oftmals viele gehärtete Fette.

Bonbons, Gummitierchen, Lutscher, Kaugummis:

Zucker und Süßstoffe pur! Auch bei einer Erkältung sollten Sie lieber häufig Kräutertees trinken als ständig Bonbons lutschen. Achtung: Kaugummi-Kauen verursacht Hunger, denn das Kauen signalisiert dem Körper, dass gleich etwas zum Verdauen kommt. Die Organe machen Überstunden und versuchen schneller als sonst Platz für die nächste Nahrung zu machen. Dafür wird auch mal was in die Reservekammern (Fettdepots) eingelagert. Wenn nichts kommt sagt der leere Magen bald wieder: „Hunger!". Ebenso kann durch den süßen Geschmack wieder unnötiges Insulin produziert werden, was in den Unterzucker und zu Heißhungerattacken führen kann.

Ausnahme Obst:

Obst ist eine NACHSPEISE, die bei Bedarf nach jedem Hauptgericht verspeist werden kann, da es viele Ballaststoffe enthält. Ein Stück oder eine Handvoll Obst ist dabei ideal. Im Müsli zum Frühstück oder im Zwischensnack kann das Obst die GEMÜSEBEILAGE ersetzen. Ansonsten gilt: Obst nur als Nachtisch! Diese Regel ist nicht grundlos so wichtig, denn zu viel und häufig ausschließlich Obst als Mahlzeit ist nicht gesund und kann zu Zahnkaries, Fetteinlagerung und Fruktosemalabsorption führen.

Was unter NACHSPEISEN fällt:

Kleine Übung: schreiben Sie sich auf, was Sie in den letzten drei Tagen gegessen haben, und markieren sich danach alle NACHSPEISEN. Schauen Sie dann, welche Sie davon als Genussmittel brauchen und auf welche Sie verzichten können.

Auch wenn man NACHSPEISEN an jeder Ecke kaufen kann, heißt das nicht, dass sie jederzeit gut für uns sind. Und auch wenn „gesund und ohne Fett" draufsteht, ist es immer noch eine NACHSPEISE und sollte so auch verzehrt werden.

NACHSPEISEN können gerne hin und wieder verzehrt werden, aber dann mit Genuss und ohne schlechtem Gewissen. Essen Sie nicht schon vormittags NACHSPEISEN, denn da benötigt der Körper noch keine Genussmittel. Da ist er noch fit und ausgeglichen vom Schlafen. Die unnötige schnellverfügbare Glukose würde den ganzen Tag mit Insulin- und Blutzuckerschwankungen Appetit auslösen, und die Fettverbrennung käme so auch nur schwer in Gang. Je nach körperlichem Beschwerdebild können Sie zwei- bis mehrmals pro Woche NACHSPEISEN nach dem Mittag- oder Abendessen genießen.

4.5 Mahlzeiten – ein altes Ritual und so wichtig

Wie bereits erwähnt, sind Mahlzeiten wichtig. Sie geben dem Körper eine Regelmäßigkeit und Pausen zum Verdauen dazwischen. Nicht ohne Grund hat man früher die Mahlzeiten am Läuten der Kirchenglocken orientiert. Die Menschen auf den Feldern und die draußen spielenden Kinder hörten die Glocken und gingen nachhause, wo die Mahlzeit hergerichtet wurde. Keiner hat in der Zeit zwischen Frühstück und Mittagessen mal eben ein Schokobrötchen oder eine Pizzastange beim Bäcker gekauft und verzehrt. Ganz zu schweigen von „dem kleinen Frühstückchen" - dem Schokoriegel in der Hosentasche.

Frühstück:

Das Frühstück ist für Ihre Gesundheit das Wichtigste. Wer abends den größten Anteil seiner täglichen Speisen verzehrt, wird überflüssiges Fett einlagern. Hierbei geht es nicht darum, dass man abends nichts essen soll, sondern es geht um den Anteil an der Gesamttagesmenge – und dieser Anteil ist natürlich noch größer, wenn es sich um stark fett- und zuckerhaltige Nahrungsmittel handelt, die gerne beim so genannten „Abschalten" beispielsweise vor dem Fernseher verzehrt werden. Oft ist es doch so, dass der Hunger über den Tag mit Koffein und Stress eingedämmt wird und abends, wenn alles sinnbildlich von einem abfällt, wird ausgedehnt gegessen, wie in Beispiel 1.

Schaubild 8:

Nahrungsmenge über den Tag verteilt.

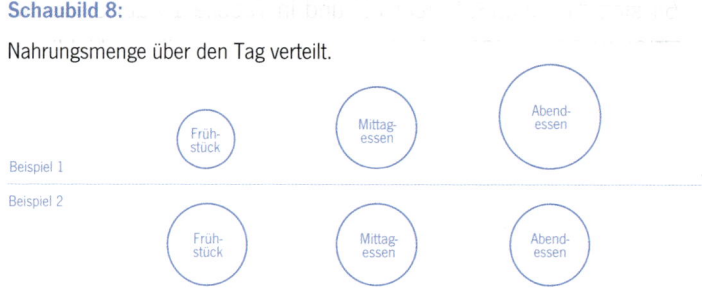

TIPP:

Frühstücken Sie ein paar Tage konsequent, auch wenn Sie keinen Hunger haben. Schon bald werden Sie abends nicht mehr so viel essen müssen, und Ihr Rhythmus nähert sich der gesünderen Variante in Beispiel 2.

Um die erste Insulinausschüttung am Morgen und somit die Auswirkung auf den gesamten Tag im Rahmen zu halten, sollte zum Frühstück auf Süßigkeiten wie Schoko- oder Crunchy-Flakes, helle Brötchen mit Schokocreme, Honig und Marmelade, Kakao, Zucker im Kaffee oder Tee oder süßes Gebäck verzichtet werden. Können Sie nicht auf Marmelade, Nussnougatcreme und Honig verzichten, dann streichen Sie diese relativ dünn auf ein Vollkornbrot. Auf die zuckerhaltigen Frühstückscerealien sollte man jedoch wirklich verzichten. Der verhältnismäßig große Anteil an Einfach- und Zweifachzuckern kann von den wenigen Ballaststoffen nicht ausreichend eingedämmt werden. Um ein Kind oder sich selbst davon abzugewöhnen, können Sie sich jedoch eine Müslimischung aus Flocken und Kernen und 10 % Ihrer zuckerhaltigen Flakes mischen, dann ist das Verhältnis von Ballaststoffen zum Zucker wieder in Ordnung (siehe Müslirezept S. 131).

Mittag- und Abendessen

Diese Mahlzeiten bestehen immer aus den drei Komponenten GEMÜSE-, EIWEISS- und SÄTTIGUNGSBEILAGE. In der Tabelle 7 auf S. 64 sind die EIWEISSBEILAGEN und in Tabelle 19 auf S. 85 die SÄTTIGUNGSBEILAGEN aufgeführt. Zusammen mit Ihrem Lieblingsgemüse haben Sie hunderte verschiedene Kombinationsmöglichkeiten. Wenn Sie möchten, essen Sie danach eine NACHSPEISE, vorzugsweise ein Obststück aber hin und wieder auch Ihre Lieblingssüßigkeit.

4. Mahlzeit – der Zwischensnack

Die 4. Mahlzeit (zwischen Frühstück und Mittagessen, zwischen Mittag- und Abendessen oder aber auch als Abendessen) ist etwas kleiner und soll in ihrem bestimmten Einsatz Ihrem Lebensmodell gerecht werden. Fünf Mahlzeiten sind für Kinder und Jugendliche, die noch wachsen, ideal. Erwachsene, die hauptsächlich sitzend tätig sind und hin und wieder etwas Bewegung haben, brauchen nicht so häufig Nachschub.

Schwangere (im letzten Schwangerschaftsdrittel), Menschen mit bestimmten Erkrankungen und Menschen, die viel Sport treiben benötigen auch mehr als drei bis vier Mahlzeiten am Tag.

Beispiele für den Einsatz der 4. Mahlzeit/dem Zwischensnack:

- Ein 2. Frühstück zwischen dem Frühstück um 6:30 Uhr zuhause und dem Essen in der Kantine um 12:30 Uhr.
- Ein Nachmittagssnack, für denjenigen, der auf den Partner wartet, weil beide gemeinsam erst um 20 Uhr essen.
- Oder der derjenige, der um 7:30 Uhr, um 11:00 Uhr und um 14:30 Uhr große Mahlzeiten und hin und wieder abends um 19 Uhr einen kleinen Imbiss benötigt.

Bauen Sie sich das selbst nach Ihren individuellen Bedürfnissen zusammen.

Ein Beispieltag für eine ausgeglichene Ernährung:

Frühstück: (8:00 Uhr)	60 g Flocken, 30 g Nüsse und Kerne, 200 ml Milch, 1 Apfel, Kaffee mit 50 ml Milch
Mittagessen: (12:00 Uhr)	1 kleiner Salat, 200 g Nudeln mit 200 g Paprika-Rindfleisch-Gulasch, Schokomuffin
Nachmittagssnack: (16:00 Uhr)	200 ml Joghurt mit 150 g frischen Erdbeeren und einem Teelöffel Sonnenblumenkernen
Abendessen: (19:00 Uhr)	2 Scheiben Vollkornbrot, etwas Butter und zwei Scheiben Käse dazu eine frisch aufgeschnittene Tomate

Wichtig zu wissen und im **Prinzip GESund** berücksichtigt:

1. Je kürzer die Kohlenhydratkette, umso schneller wird sie gespalten, und umso schneller gelangt die Glukose ins Blut. Am schnellsten steigt der Blutzucker bei Glukose in einfacher oder als Paargebundene Form der Saccharose (=Haushaltszucker). Diese kommen am meisten in der Gruppe NACHSPEISEN vor.

2. Ballaststoffe und Fett in der Mahlzeit verringern den Blutzuckeranstieg. Deshalb besteht die Mahlzeit auch immer aus den drei Komponenten SÄTTIGUNGS-, EIWEISS- und GEMÜSEBEILAGE. Durch die veränderte Konzentration steigt der Blutzucker trotz stärkereicher SÄTTIGUNGSBEILAGE weniger schnell an.

3. Wenn eine NACHSPEISE nach dem vollwertigen Essen verzehrt wird, steigt der Blutzucker nicht so stark an, als wenn zwischendurch oder als gesamte Mahlzeit eine NACHSPEISE gegessen wird.

> Vergessen Sie Kalorienzählen – es kommt viel mehr darauf an, wie viel schnellverfügbare Glukose in der Mahlzeit vorkommt.

Schneller bis langsamer Blutglukoseanstieg bei:

NACHSPEISEN: viel freie Glukose und/oder Saccharose, wenig bis viel Stärke und keine bis kaum Ballaststoffe

OBST: mittelmäßig bis viel freie Glukose und/oder Saccharose, kaum Stärke und mittelmäßig viele Ballaststoffe

SÄTTIGUNGSBEILAGEN (Kartoffel- und Getreideprodukte): kaum freie Glukose und/oder Saccharose, mittelmäßig bis viel Stärke und wenig (in Weißmehl- und verarbeiteten Kartoffelprodukten) bis viele (in Vollkornprodukten und Kartoffeln) Ballaststoffe

GEMÜSE: etwas freie Glukose, kaum Stärke und mittelmäßig viele Ballaststoffe
Pflanzliche EIWEISSBEILAGEN: mittelmäßig viel Stärke und viele Ballaststoffe
Tierische EIWEISSBEILAGEN: Fleisch, Fisch und Ei enthalten minimale Mengen an Glykogen (tierische Stärke) und Milchprodukte etwas Milchzucker

4.6 Beispiele für unausgewogene G, E, S Gruppen
Typische Fehler bei bestimmten Ernährungsformen:

Überwiegend aus Gruppe G:

Weil man schnell schlank werden möchte oder ein falsches Bild von gesunder Ernährung hat, isst man nur noch Obst und Gemüse. Doch wie lange wird das durchgehalten? Meist überwiegt nach ein paar Tagen der ständige Hunger die Motivation zur Gewichtreduktion oder Gesundheitsförderung. Dieser Hunger wird durch den Mangel an Fett und Eiweiß aber auch durch den hohen Glukosegehalt in den Früchten und die somit weiterlaufende Insulinproduktion begünstigt. Leicht frustriert gibt man auf und isst wieder wie zuvor. Doch durch den Nährstoffmangel aus der Karenzzeit sind Hormon- und Enzymsysteme in Gang gebracht worden, die dem Gehirn noch tagelang trotz vollwertiger Ernährung Hunger und Appetit simulieren. Das Gefühl kennen Sie vielleicht von der Zeit nach einer starken Gewichtzehrenden Grippe.

Nach zu häufigem oder ausschließlichem Obstverzehr kann man mit einem weiteren Phänomen konfrontiert werden: der Fruktosemalabsorption, einer Störung der Fruchtzuckerverdauung. Häufige Obstsnacks oder ganze Malzeiten durch Obst zu ersetzen kann den Darm aus seinem Gleichgewicht bringen. Ein hoher Verzehr an Säften, Smoothies oder Produkten, die mit viel Fruktose angereichert sind, kann noch schneller dazu führen. Produkte mit der Aufschrift „ohne Kristallzucker", werden mit Fruktose angereichert, aber auch andere Lebensmittel können viel Fruktose enthalten. Denselben Effekt hat der Süßstoff Sorbit E 420, der häufig in Bonbons, Kaugummis und zuckerfreien Limonaden zu finden ist.

Fruktose wird von einem bestimmten Transporter aus dem Darm geleitet. Der Körper produziert nur eine gewisse Anzahl an diesen Transportern, und wie es immer so ist, produzieren manche Menschen genügend und andere nicht so viele. Wenn keine Transporter mehr zur Verfügung stehen, bleibt die Fruktose im Darm und der Mensch bekommt heftige Blähungen und Durchfälle. Durch die viele Luft im Darm kann es zu quälenden Oberbauchschmerzen kommen. Meistens gehen die Betroffenen zum Arzt und unterziehen sich langen Tests, bis sie vielleicht eine Antwort bekommen. Wieder mal ein Beispiel dafür, wie Diätenwahn und Lebensmittelindustrie das Gesundheitssystem belasten.
Übrigens ist die Fruktosemalabsorption reversibel, das heißt, dass die von der Fruktosemalabsorption Betroffenen nach einer gewissen

Verzichtphase auf Obst, Säfte sowie Fruktose- und Sorbithaltige Produkte wieder beschwerdefrei Obst essen können. Allerdings nicht in den Mengen wie zuvor, sondern im Rahmen der Mahlzeit, zum Beispiel als NACHSPEISE nach einem vollwertigen Essen, wie es das **Prinzip GESund** beschreibt.

Überwiegend aus Gruppe E:
Wie in Kapitel 3.3 über Eiweiße beschrieben, weiß man heute, dass verzehrtes Eiweiß in dem Sinne keinen Brennwert hat. Da das verzehrte Eiweiß erst mal ins Gewebe eingebaut und nicht in energieliefernde Glukose umgewandelt wird, findet auch keine Blutzucker- und Insulinwirkung statt. Dieses Wissen führte dazu, dass eiweißreiche Kost als der Fettverbrenner Nr. 1 in den Industrieländern gehandelt wird. Ernährungsformen wie „Low Carb", „Abends keine Kohlenhydrate" oder „Essen nach dem Glykämischen Index" empfehlen diese stark eiweißbetonte Ernährung.

Doch hierbei können die bekannten Nahrungsmittelsgruppen zu gesundheitsschädlichen Missverständnissen führen:

Schaubild 9:

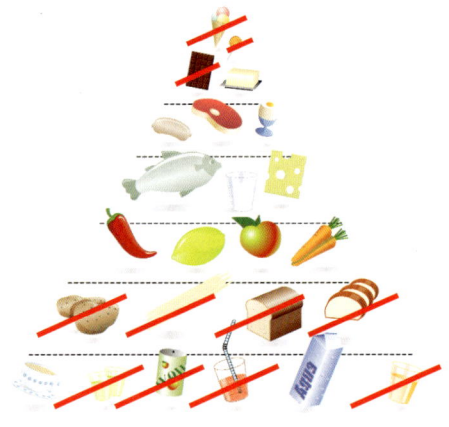

Was ist passiert? Viele Menschen, die abnehmen möchten, streichen also einfach aus den bekannten Lebensmittelgruppen – ob als Pyramide oder als Kreis dargestellt – die Gruppe der SÄTTIGUNGS-BEILAGEN, Süßigkeiten und Süßgetränke – also alles was nach ihrem Wissen viele Kohlenhydrate enthält. Übrig bleiben Obst, Gemüse, tierische EIWEISSBEILAGEN, Fette, Wasser und ungesüßte Kräutertees. Pflanzliche Eiweißträger wie Bohnen, Linsen, Erbsen, Sprossen und Pilze zählen für sie zum Gemüse – sie werden also nur zufällig gewählt. Auf Nüsse und Kerne wird automatisch keine weitere Aufmerksamkeit gelenkt, da sie in originären Grafiken nicht abgebildet sind.

Mahlzeiten wie Steak mit Blattspinat, Bunter Salat mit gebratenen Putenbruststreifen, Quark mit Beeren werden nun vermehrt verspeist. Vorerst funktioniert diese eiweißbetonte Ernährungsform, weil wirklich weniger Insulin produziert wird - der Körper verbrennt also Fett. Das fatale Risiko bei dieser Ernährungsform ist aber, dass viel zu viel tierisches Fett und generell zu viel Eiweiß aufgenommen wird. Tierische EIWEISSBEI-LAGEN wie Fleisch, Fisch, Ei, Milchprodukte enthalten viel Cholesterin. Zuviel und zu häufig verzehrt, schadet das den Gefäßen. Die vielen **ARONS** in Fleisch und Ei erzeugen Gewebshormone, die sich negativ auf die Blut-

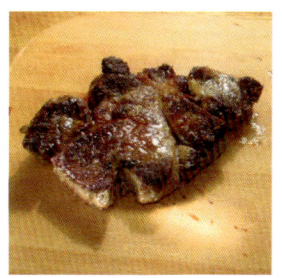

fließeigenschaften auswirken und Entzündungen im Körpergewebe hervorrufen können.

Was ebenfalls bei diesen kohlenhydratarmen Diäten nicht bedacht wird ist, dass der Körper nach einer bestimmten Zeit eine Reaktion zeigt, die man als Kohlenhydrat-Jeaper bezeichnet. Das heißt, dass der Betroffene den ganzen Tag an nichts anderes als an Kuchen, Eiscreme und Schokolade denken muss. Dem wäre mit ein bisschen Brot oder ein paar Nudeln schnell geholfen, doch das weiß der Betroffene leider nicht und gibt oft den Bildern in seinem Kopf nach. So entsteht häufig eine Ernährungsform, die ausschließlich aus tierischen Eiweißprodukten, Obst und Gemüse und Süßigkeiten besteht. Und der Betroffene fragt sich, warum er statt schlanker zu werden immer mehr zunimmt und dabei häufig immense Darmprobleme hat. Der Körper, insbesondere der Darm benötigt langkettige Kohlenhydrate. Und von zu viel tierischem Fett, zu viel Eiweiß und kurzkettigen Kohlenhydraten wird er krank.

Überwiegend aus Gruppe S:

Seit „Low Carb" kommt diese Ernährungsform zumindest bei den Abnehmwilligen nicht mehr so häufig vor. Doch bis vor ein paar Jahren sagte eine bekannte Abnehmvereinigung, dass man so viele Nudeln, 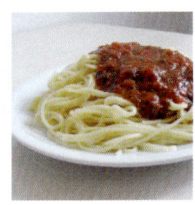 Reis, Kartoffeln essen kann wie man möchte. Man müsse nur das Fett weglassen. Weil viele Menschen mit Übergewicht sowieso schon viel Insulin produzieren, hat das bei einigen nicht geklappt, und heute haben diese SÄTTIGUNGS-BEILAGEN dort auch eine limitierte Punktezahl bekommen. Aber es ist noch immer in vielen Köpfen, dass Fett schlecht sei. Menschen, die deshalb keine Nüsse oder Kerne essen, bei Milchprodukten nur auf „Light" achten und häufig viel zu hohe Kohlenhydratwerte überlesen, haben wegen der Insulinsperre große Schwierigkeiten, ihre überflüssigen Fettpolster zu reduzieren.

Auch einige Kantinenesser finden sich in dieser Gruppe wieder. Häufig wird dort der Teller mit SÄTTIGUNGSBEILAGEN überfüllt und mit einem Stärkesößchen (vielleicht mit wenig Fleisch und verkochtem

Gemüse) gekrönt, so dass die Mahlzeit hauptsächlich aus Kohlenhy-draten besteht. Von einem Drittel oder der Hälfte dieser SÄTTI-GUNGSBEILAGEN-Berge würde man paradoxerweise länger satt werden, aber das wissen nur wenige, und viele essen auf, was auf dem Teller liegt. Beliebte NACHSPEISEN sind dort häufig Puddings (aus Stärke und Zucker) oder Joghurt mit Zucker und Dosenfrüchten. Mei-stens schmeckt das gar nicht so gut, aber viele essen alles, was zum Menü dazugehört. Doch diese lustlosen NACHSPEISEN könnte man sich aufsparen und etwas dafür genießen, was man wirklich gerne isst, z.B. eine Lieblingspraline.

Die Folge von dem stärkereichen Kantinenessen ist eine hohe Blut-zuckerwirkung, gefolgt von einer hohen Insulinausschüt-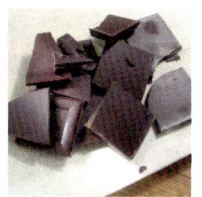tung. Viele merken nach ein- bis zwei Stunden ein massives Mittagsloch mit Konzentrationsschwäche und Heißhunge-rattacken. Man hat das Gefühl, man benötige etwas Süßes, um wieder fit zu werden. Die Eigendiagnose, man habe einen geringen Blutzucker stimmt in gewisser Weise. Aber die meisten wissen nicht, dass dies nicht zwangsläufig so sein muss, sondern ein-zig und allein aus einem lang praktizierten Ernährungsstil und aus der letzten Mahlzeit resultiert.

Wenn nun die Selbstbehandlung, um wieder fit zu werden Schokolade oder ein paar Kekse sind, kommt der nächste Insulinschwall durchs Blut, und wieder ist für die nächsten Stunden die Fettverbrennung aus-geschaltet. Ein Teufelskreis! Da kann man Kalorien zählen, so viel man will – es wird kein Fett verbrannt.

Aus diesem Grund gilt: IMMER die Kombination aus G, E und S!

Die langkettigen Kohlenhydrate und Ballaststoffe der SÄTTIGUNGSBEILAGEN sind gut für die Darmgesundheit. Das aufgenommene Eiweiß sorgt für den Muskelaufbau und -erhalt. Die Ballaststoffe und Fette sind wichtig, um das körpereigene Insulin niedrig zu halten. Und zur Vorbeugung etlicher Erkrankungen sind die Vitalstoffe aus den pflanzlichen EIWEISSBEILAGEN sowie aus Gemüse und Obst nötig.

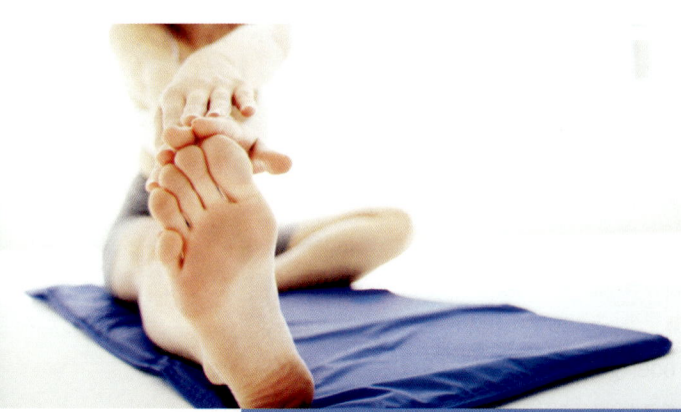

5. Wie werde ich nur die hartnäckigen Fettpölsterchen los?

Das **Prinzip GESund** ist wichtig für Jeden. Richtig angewendet reguliert es neben der Verbesserung vieler ernährungsbedingter Stoffwechselstörungen das Körpergewicht – sowohl das Über- als auch das Untergewicht. Oftmals sind aber beim Übergewicht viele Stoffwechselsysteme so überlastet, dass Sie unter Anwendung des **Prinzip GESund** möglicherweise erst nach einigen Wochen merken, dass es Ihnen bei der Gewichtsreduktion hilft. Viele haben da bereits frustriert aufgegeben und sind wieder in ihre alten Muster gefallen. Deshalb finden Sie auf den folgenden Seiten Hilfe für die optimale Stoffwechsel-Neueinstellung und -regulation. Nach der Anwendung verbrennt Ihr Körper effektiver Fett, und der erste schnelle Erfolg motiviert zum Weitermachen.

5.1 Übergewicht ist kein Vermächtnis!

Mit dem jahrelangen Beitrag einer Lebensmittelindustrie, die die Nachfrage an schnellherstellbaren Nahrungsmitteln decken sollte, veränderten sich auch viele Körper. Das persönliche Schamgefühl ist aber leider oftmals größer, als die Erkenntnis, dass dies systematische Auswirkungen unserer Konsumgesellschaft sind. Aus diesem Grund wurden Sie auch zu Beginn dieses Buchs über die Hintergründe aufgeklärt, damit Sie sich nicht schämen müssen, sondern nun mit Ihrem neuen Wissen die Nahrungsmittel auswählen und kombinieren können, die Ihnen gut tun.

Unter dem Einfluss verschiedener Bilder aus der Medienwelt möchten viele Menschen schlank, oder gar mager sein. Verständlicherweise bildete sich dabei eine Bewegung gegen den Schlankheitswahn. Leider entstand hierbei durch Unwissende Literatur, in der wahre Gesund-heitstheorien in Frage gestellt und ein ungesunder Ernährungsstil anhand von Milchmädchenrechnungen gerechtfertigt wurde. Das wird natürlich von allzu Fast-Food-Überzeugten und Diät-Frustrierten begei-stert angenommen, hilft Ihnen jedoch leider nicht bei Ihrer körper-lichen Gesundung. Es kann nicht bestritten werden, dass eine gesunde Ernährung heilsam für den Körper ist. Durch die Anwendung des **Prin-zip GESund** baut der Körper von ganz allein überflüssige Fettzellen nachhaltig ab, denn es liegt nicht in der Natur eines gesunden Kör-pers, übermäßig viel Reservefett mit sich herumzutragen. Ebenso liegt es aber auch nicht in seiner Natur, abgemagert zu sein und ständig Hunger haben zu müssen.

Wann hat ein Mensch Übergewicht? Und wann ist es krankhaft?

Eine bekannte Formel des Body Mass Index (BMI) legt krankhaftes Übergewicht ab einem Wert von 30 fest.

BMI = Körpergewicht geteilt durch Körpergröße in Metern ins Quadrat

Beispiel: Eine Person wiegt 82 kg und ist 1,65 m groß.

BMI: $82 / (1{,}65)^2 = 30{,}1$

Dieser Mensch gilt als adipös, genauer gesagt als fettleibig und be-kommt einen finanziellen Zuschuss zur Ernährungsberatung von seiner

Krankenkasse. Aber eigentlich sollten doch a l l e wissen, wie eine gesunde Ernährung funktioniert, damit es gar nicht erst zu Fettleibigkeit und den damit verbundenen Erkrankungen kommt. Nun ist es aber so, dass diese Person ein muskulöser Mensch sein könnte. Sein Körper benötigt zwar auch gesunde Ernährung, aber er muss kein Fett abbauen. Achtung: ebenso ist die Formel bei sehr großen und auch sehr kleinen Menschen absolut unbrauchbar.

Viele Menschen fühlen sich sowieso bereits unter dem magischen BMI von 30 in ihrer Haut unwohl, wenn ihr Körperfettanteil hoch ist. Aufpassen sollten jedoch diejenigen, die ihr Körperbild falsch einschätzen und so dünn werden möchten, wie es uns die Werbefiguren auf den Plakaten oft präsentieren. Manche Menschen sind von Natur aus sehr schmal und lagern wenig Fett und Muskelmasse ein, was sich aber auch im Laufe des Lebens ändern kann. Viele der Werbemodels und Superstars sind jedoch ausgehungert und ruinieren sich ihren Stoffwechsel so sehr, dass es schwierig für sie sein kann, eines Tages wieder normal zu essen, ohne dabei Fettreserven anzulegen. Entsprechende Botenstoffe warten in Hungerphasen wie kleine Türsteher mit großen Schaufeln an den Fettreservekammern auf die nächste Essensaufnahme. Der Körper schafft also Reserven für wieder anstehende Hungerphasen. Manche in dieser Phase vermehrt gebildete Botenstoffe lösen zusätzlich ungehemmte Essattacken aus. Das ist der erste Teil des Jojo-Effekts.

Gut für das Model, immer noch schlecht für viele leichtgläubige Menschen ist es, wenn die Abbildung des Models nachträglich bearbeitet, und die Figur einfach in die Länge gezogen wurde. Meist werden dann zusätzlich die Augen vergrößert, die Nase geschrumpft, die Haut eingetönt und vieles mehr an dem Körper geändert, sodass eine Phantasiefigur entsteht, die einer zweifelhaften Norm entsprechen

Diese Prozesse dienen der Lebenserhaltung und sind ganz natürliche und wichtige Körperreaktionen!

soll. Das führt immer häufiger dazu, dass Menschen mit ihrem Körper unzufrieden sind und mit extremen Maßnahmen so schnell wie möglich ein paar Pfunde loszuwerden versuchen.

Ein Beispiel, um das Risiko von derartigen Crash-Diäten zu verdeutlichen:

Katrin möchte drei Kilogramm bis zu ihrem Strandurlaub abnehmen, um ein leidiges Fettröllchen an ihrem Bauch loszuwerden. Sie nimmt sich vor, drei Tage lang zu fasten – also nur Wasser zu trinken.

Was passiert in diesen drei Tagen in ihrem Körper? Je nachdem, wie sie sich im Vorfeld ernährt hat und ihre Darmtätigkeit war, verliert sie ein halbes bis ein Kilogramm Magen- und Darminhalt. Durch den Entzug, von Salz, das sie sonst regelmäßig mit der Nahrung aufnimmt, verliert sie in den ersten zwei Fastentagen ein halbes bis ein Kilogramm durch eingelagertes Körpergewebswasser.

Ebenso sind nach einem Tag ihre Glykogenspeicher in Leber und Skelettmuskulatur, auch ein knappes halbes Kilo, aufgebraucht. Danach wird verstärkt Eiweiß aus der Muskelmasse mobilisiert. Im Fastenzustand kommt er schwer an die energiehaltige Fettmasse. Somit wird mehr von der zum Grundumsatz beitragenden wichtigen Muskelmasse abgebaut. In den folgenden zwei Tagen verbraucht sie knapp ein Kilogramm, das hauptsächlich aus Muskelmasse (Eiweiß) und etwas Fettmasse besteht, um Energie zu bekommen. Ihr Stoffwechsel fährt immer weiter runter, denn dem Körper ist unklar, wie es weiter geht, und er muss sich die nun noch übrigen Reserven gut einteilen. So schnell wie das erste Kilo Muskeln und Fett wird er die nächsten nicht mehr hergeben.

Nach dieser dreitägigen Fastenperiode wird auch Katrins Grundumsatz sinken, da ihr Muskelmasse fehlt, die vorher Glukose umgesetzt hat. Sie muss somit, um ihr Gewicht zu erhalten, nach dem Fasten weniger essen. Das ist übrigens der zweite Teil des Jojo-Effekts. Nun aber erst mal... Gratulation! Sie hat es geschafft! Drei Kilo in nur drei Tagen! Ihre Taille ist super dünn, da sich keine Nahrung in den Verdauungsorganen befindet. Im Bikini sieht sie nun aus wie die Models, die sie insgeheim für ideal hält. Alles ist perfekt!

Mit dem **Prinzip GESund** bauen Sie Ihr überflüssiges Fett nachhaltig ab. Je mehr Fett in Ihren Reservekammern lagert, umso länger wird es dauern. Rechnen Sie pauschal einen Monat für ein Kilogramm Fettabbau. Am Anfang ist es mehr, am Ende weniger. Je länger Sie keine bis wenig NACHSPEISEN und alkoholische Getränke zu sich nehmen und sich viel bewegen, umso schneller werden Sie Erfolge erzielen.

> Wenn Sie auch nur etwas Fett abbauen möchten, brauchen Sie Geduld, sonst ruinieren Sie sich nicht nur Ihre Figur sondern auch Ihre Gesundheit!

Sie werden es jedoch nicht schaffen, mit dem **Prinzip GESund** untergewichtig zu werden, weil es Ihnen genau die Nährstoffe gibt, die Ihr Körper benötigt.

Nun gehen Sie mal in Ihrer Erinnerung zurück...

Wie sind Sie zu all den Pölsterchen gekommen? Wenige und dann zu große Mahlzeiten? Zu viele unbewusste Snacks zwischen den Mahlzeiten? Zu viele Nahrungsmittel, die im **Prinzip GESund** unter die Rubrik NACHSPEISEN fallen?

Ganz langsam hat sich Fett eingelagert – meist über viele, viele Jahre.

Jürgen arbeitet in einem großen Unternehmen. Bevor er zur Arbeit fährt, frühstückt er zuhause ein Knusper-Flakes-Müsli mit Milch. Er hat es im Reformhaus gekauft, weil er auf seine Gesundheit achten möchte.

Bereits vier gehäufte Esslöffel Knusperflaks **enthalten 20 g puren Haushaltszucker = Saccharose, dafür zumindest 4 g Ballaststoffe**. Erst mal ist er gesättigt und durch den schnellen Blutzuckeranstieg des vielen unnötigen Zuckers fühlt er sich fit und fährt so zur Arbeit. Doch um 9:00 Uhr wird er leicht müde. Er nimmt sich einen Kaffee, zwei Teelöffel Zucker und ein paar Kekse dazu (**gesamt: 30 g Saccharose**). Der Hunger verschwindet und er wird wieder fit. Er kann nun wieder konzentriert arbeiten. Gegen 11 Uhr spürt er wieder Hunger. Er hat das Gefühl, ihm würde leicht schwindelig, und an den Seiten seines Sichtfeldes würde es dunkel (typische Unterzuckerreaktion). Da um 12:30 Uhr Mittagessen mit den Kollegen in der Kantine stattfindet, möchte er aber noch nichts essen. Also holt er sich einen 500 ml Becher Frucht-Milch vom Kiosk. „Das hat doch auch nur 0,1 % Fett" – denkt er sich. Es **enthält aber 60 g Saccharose und keine Ballaststoffe**. Auch wenn er dann um 12:30 Uhr noch keinen Hunger hätte, wird er seiner Verpflichtung des Essenstermins nachkommen und sich ein meist sehr stärkereiches Mittagessen auf das Tablett stellen lassen.

Er versteht nicht, warum er ständig Hunger hat und nicht abnimmt. Und er fragt sich: „Von der Menge her war das doch wirklich nicht so viel?"

Was ist in seinem Körper passiert? Alle drei Mahlzeiten, die er zu sich nahm, waren wegen des hohen Gehalts an schnell verfügbaren Kohlenhydraten NACHSPEISEN.

Wenn der Blutzucker hochschnellt, gibt die Bauchspeicheldrüse kurz darauf eine große Portion Insulin ab. Bei einer solch großen Menge an Insulin fällt der Blutzucker gleich darauf in den Unterzucker. Das viele Insulin braucht aber noch sehr lange bis es abgebaut ist. Im Unterzucker spüren wir Hunger, auch wenn wir noch am Verdauen sind – den so genannten Heißhunger.

110 g Saccharose (Haushaltszucker) sind 37 Zuckerwürfel!

Nun wird wieder etwas gegessen und meist etwas mit schnellabbaubaren Kohlenhydraten, weil hier der Körper mal gelernt hat, dass
es ihm danach besser geht. Das ist übrigens eine ganz normale
Suchtreaktion des Körpers. Tatsächlich spürt er nach dem Blutzuk-
keranstieg eine Linderung seiner vorhergegangenen misslichen Lage
im Unterzucker. Und eigentlich könnte es auch so weiter gehen, wenn
da nicht der Haken wäre, dass das Insulin im Blut immer mehr wird
und somit immer mehr Zeit braucht, um abgebaut zu werden.

Schaubild 10:

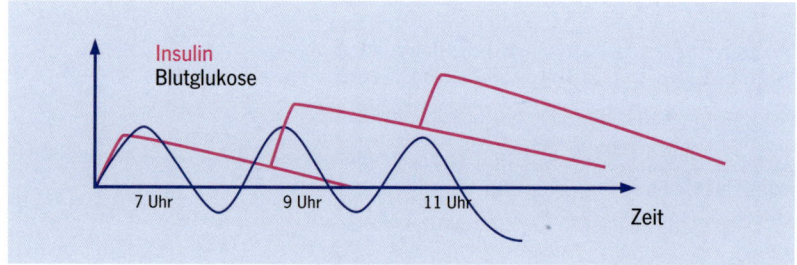

Denn die Bauchspeicheldrüse misst nicht, wie viel Insulin bereits im
Körper ist, sondern sie misst nur, wie viel Zucker wieder durch die
neue Nahrungsaufnahme ins Blut gelangt ist und nun abgebaut wer-
den muss. So steigert sich nach und nach die Fläche unter dem roten
Graphen und der Betroffene hat die ganze Zeit Insulin im Blut. Und
Sie erinnern sich bestimmt: **Wenn Insulin im Blut ist, findet keine
Fettverbrennung statt.**
Ebenso wird zu viel Zucker, der nicht für die Energieversorgung be-
nötigt wird, in Fett umgewandelt.
Im Unterzucker baut der Stoffwechsel aus freien Fettsäuren Keton-
körper. Diese werden auch durch den Atem frei. Menschen, die häu-
fig im Unterzucker sind, leiden unter diesem Mundgeruch. Aus

diesem Grund kauen sie häufig Kaugummis oder lutschen Bonbons und verschlechtern unwissend diese Situation umso mehr.

Nicht bei allen Menschen reagiert der Stoffwechsel so. Es gibt viele schlanke Menschen, die viele NACHSPEISEN über den Tag verteilt essen können und kein Fett einlagern, aber hier in diesem Kapitel geht es um die Menschen, deren Bauchspeicheldrüse darauf reagiert. Wenn Sie einer dieser Menschen sind, kann Ihnen nur geholfen werden, indem Ihr Blutzucker und somit Ihre Insulinproduktion niedrig gehalten wird.

> Oft essen Adipöse nicht anders als manche schlanke Menschen, deren Stoffwechsel noch nicht durch den vielen Zucker entgleist ist. Diese Betroffenen können jedoch mit gesunder Ernährung schlank werden und es auch bleiben!

Schaubild 11:

So kommen Sie dann endlich an Ihre Fettdepots ran:

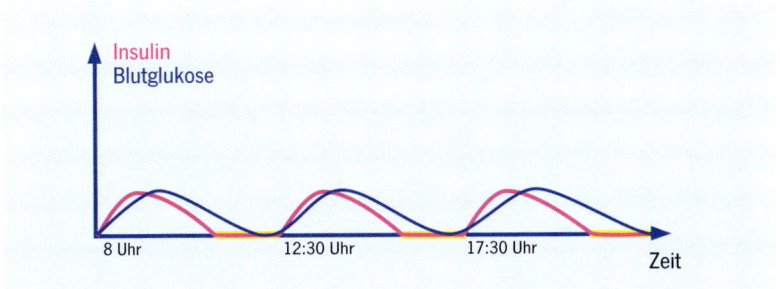

Idealerweise könnte Ihr Tag drei vollwertige Mahlzeiten enthalten, die den Blutzucker langsam ansteigen lassen. Somit wird wenig Insulin ausgeschüttet und der Blutzucker sinkt langsam ab, was Ihr Sättigungsgefühl länger erhält. Im gesamten gelb markierten Bereich findet dann die Fettverbrennung statt.

Selbst wenn für Sie drei Mahlzeiten zu wenig sind, wird ihr Körper auch mit vier Mahlzeiten am Tag, wie im Kapitel 4.5 beschrieben, ausreichend viel Zeit in der Fettverbrennung sein. Sie sollten lediglich darauf achten, ob Sie wirklich Hunger haben, oder ob es sich doch wieder um eine Unterzucker-Heißhungerreaktion handelt. Wer zu oft Heißhunger spürt, sollte seiner Bauchspeicheldrüse mal ein paar Tage Erholung gönnen – danach geht alles meist leichter. Mehr dazu können Sie in den folgenden Kapiteln erfahren.

5.2 Die Stoffwechsel-Aktualisierung

In den folgenden Wochen werden Sie erst Ihren Stoffwechsel anheizen und dann Fett abbauen.

Erstes Ziel: Nehmen Sie sich vor, wie lange Sie komplett auf NACHSPEISEN und alkoholische Getränke verzichten möchten. Hierbei können Sie Ihre derzeitige Motivation ausnutzen, um sich ein neues Lebensmuster zu verinnerlichen.

...drei, vier oder gar sechs Wochen??

Um überflüssiges Fett abzubauen, muss dem Körper weniger Energie zugeführt werden als er verbraucht. So kann er dann viel Energie aus den körpereigenen Depots mobilisieren. Diese sind nur zugänglich, wenn der Insulinspiegel niedrig ist. Neben der Einsparung der NACHSPEISEN werden die SÄTTIGUNGSBEILAGEN reduziert. So wird der Blutzucker- und Insulinspiegel gering gehalten und gleichzeitig Energie eingespart. Somit verändert sich beim **Prinzip GESund** für die effektive Fettverbrennung Schaubild 7 auf S. 58 zu folgender leicht zu verinnerlichenden Grafik.

Schaubild 12:

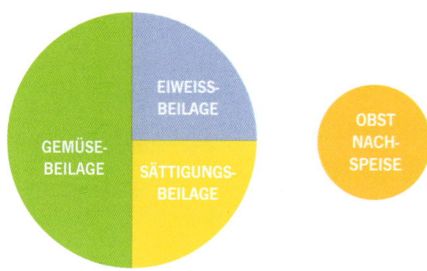

Wenn Sie dann genügend Fett abgebaut haben und sich ausreichend bewegen, können Sie die Mengen der SÄTTIGUNGSBEILAGEN langsam wieder hoch setzen. Bleiben Sie aber bei der Ausgeglichenheit der drei Gruppen (siehe Schaubild 7, S. 58). Je nachdem wie viel Sie sich bewegen, wie viele NACHSPEISEN Sie verzehren und wie oft Sie alkoholische Getränke zu sich nehmen, werden Sie weiterhin überflüssiges Körperfett reduzieren. Es liegt also dann in Ihrer Hand, wie schnell es weiter geht.

Bewegung, NACHSPEISEN und alkoholische Getränke sind hier die Regulatoren.

Die Mahlzeitkomponenten sind für die Stoffwechselaktualisierung folgendermaßen aufgeteilt:

GEMÜSEBEILAGE: Die Menge, wie in Kapitel 4.1 beschrieben, bleibt also erhalten, da diese nur wenige spaltbare Zuckerketten, aber dafür einige Ballaststoffe enthält und neben vielen Vitaminen, Mineralstoffen und sekundären Pflanzenstoffen eine energiearme Füllmenge für den Verdauungsapparat bereitstellt.

EIWEISSBEILAGE: Die Menge, wie in Kapitel 4.2, Tabelle 7 beschrieben, bleibt auch erhalten, da diese ausreichend Eiweiß für die Muskelerhaltung bereitstellt. Die tierische EIWEISSBEILAGE enthält gar keinen bis kaum Zucker und die pflanzliche enthält zwar spaltbare Zuckerketten, dafür aber viele Ballaststoffe und hochwertige Fette.

SÄTTIGUNGSBEILAGE: Die Menge fällt hier geringer aus als im Kapitel 4.3,Tabelle 19, damit der Körper die benötigte Energie aus den Fettreserven verbrennt und der Insulinspiegel gering gehalten wird (siehe Tabelle 21, S.119). Auf diese darf jedoch nicht verzichtet werden, sonst drohen krankhafte Veränderungen der Darmtätigkeit und Heißhungerattacken auf NACHSPEISEN, weil dem Stoffwechsel dann Kohlenhydrate fehlen.

NACHSPEISEN: Zunächst sollten Kombinationen aus vielen schnell- und wenig langsamabbaubaren Kohlenhydraten, wie Kuchen, Eis oder Schokolade nur in geringen Mengen zugeführt werden, damit der Insulinspiegel möglichst gering ausfällt und der Körper Fett verbrennen kann. Da sich Obst in der Grauzone befindet, hindert es als Nachtisch nach dem Mittag- und Abendessen, im Müsli oder im Zwischensnack den Prozess nicht.

Welche Mengen sind nun richtig?

Natürlich benötigen kleine Menschen etwas weniger von allem als große, Männer benötigen mehr als Frauen, die Gene, die Hormone - all das spielt eine Rolle. Sie werden spüren, welche Mengen für Sie gut sind, Sie sättigen und Ihr Fett schmelzen lassen. Nehmen Sie alle Werte der Stoffwechselaktualisierung als Richtwerte.
Frauen nach der Menopause und einer Körpergröße unter 1,65 m sollten jede einzelne Mahlzeitkomponente um ca. 10 – 20 % reduzieren.
Männer über 1,70 m und Frauen über 1,75 m sollten jede einzelne Mahlzeitkomponente um ca. 10 – 20 % erhöhen.

Folgendes wird Sie in Ihrem Vorhaben prima unterstützen:
■ Die Mahlzeit besteht immer aus einer GEMÜSE-, einer EIWEISS- und einer SÄTTIGUNGSBEILAGE.
Die Ausnahme bildet hier die Frühstücksvariation „Müsli" und Variationen für den Zwischensnack, bei denen Obst die GEMÜSE-BEILAGE bildet. Wer nach dem Mittag- und Abendessen noch

Appetit auf „süß" hat, kann ein Stück Obst als NACHSPEISE verzehren.

- Der Vormittag bleibt immer frei von Haushaltszucker, Süßstoffen und NACHSPEISEN, damit so wenig Insulin wie möglich produziert wird und Ihr Blutzuckerspiegel nicht schon am Morgen zu stark zu schwanken beginnt.

- In der Zeit, in der Sie schnell und viel Fett abbauen möchten, sollten die Pausen zwischen den Mahlzeiten mindestens vier bis fünf Stunden dauern. Am besten sind hier: drei relativ gleich große Mahlzeiten über den Tag verteilt, und die letzte nicht allzu spät. Spätestens drei Stunden vor dem Einschlafen. Sollten Sie eine 4. Mahlzeit, den Zwischensnack, zwischen Frühstück und Mittagessen oder Mittag- und Abendessen benötigen, kann der Abstand zwischen einzelnen Mahlzeiten auch mal drei Stunden betragen.

- Verzehren Sie jede einzelne Mahlzeit ohne längere Unterbrechungen. Danach ist sie abgeschlossen. Es spricht nichts gegen das „PC-Picknick" auf der Arbeit. Aber kauen Sie gut und konzentrieren Sie sich die Viertelstunde auf Ihre Mahlzeit.

  Machen Sie nicht den Fehler, dass Sie beispielsweise in Ihr Brot beißen, dann ein Telefonat annehmen und nach einiger Zeit wieder abbeißen. Das ist nicht nur sehr ungesund für Ihren Magen, sondern dehnt Ihre Insulinproduktion unnötigerweise über die Zeit aus, die Sie mit Ihrem Essen beschäftigt sind.

- Nachdem Sie bewusst und genussvoll Ihre Mahlzeit verzehrt haben, machen Sie Pause. **Pause heißt:** nichts zu sich zu nehmen, was Insulin auslösen könnte. Also nur Wasser und ungesüßte Kräutertees, darunter fällt auch schwarzer, grüner und weißer Tee, trinken. Früchtetees und alle aromatisierten Tees können Ihre Insulinproduktion und somit Heißhungerattacken auslösen.

So werden Sie Ihre Essenspause nur schwer durchhalten. Ebenso sollten Sie während Ihrer Pause keine Bonbons lutschen oder Kaugummis kauen. Kaffee können Sie jedoch trinken – am besten schwarz oder mit einem kleinen Schuss Milch. Trinken Sie jedoch nicht übermäßig viel Kaffee. Neben einer blutdrucksteigernden Wirkung bremst er Ihren Appetit. Und wie es so mit Appetitzüglern ist: Sobald ihre Wirkung vorüber ist, kommt ein übermäßiger Hunger. Das geschieht meist abends, wenn man keinen Kaffee mehr trinkt.

■ Das Abendessen ist die einzige Mahlzeit, die Sie ausfallen lassen können, wenn Sie nicht hungrig sind.

■ Generell sollten Sie viel Wasser trinken. Mindestens zwei Liter am Tag. Gerade beim Fettabbau und Körperumbau ist es wichtig, einen konstanten Abfluss sicher zu stellen.

■ Schlafen Sie viel. Mindestens acht Stunden pro Nacht. Im Schlaf wird das fetteinlagernde Stresshormon Cortisol abgebaut und das fettabbauende Wachstumshormon Somatotropin gebildet. Schlaf hilft Ihnen somit bei der Fettverbrennung.

Starten Sie nur mit Phase 1 und 2, wenn es ihr Leben gerade erlaubt und Sie das auch wirklich möchten. Wenn nicht, starten Sie mit Phase 3 und betreiben Sie diese ausgiebig. In Phase 3 schmilzt das Fett in einem langsamen Prozess, für den man die entsprechende Geduld benötigt.

Sollten Sie jedoch ständig unter Heißhungergefühlen leiden, ist es ratsam, doch die Phasen 1 und 2 zu durchlaufen. Diese Zeit hilft Ihnen, sich schneller an die neue Ernährungsform zu gewöhnen und gibt Ihrer Bauchspeicheldrüse ein paar Tage Auszeit, um zu pausieren und danach weniger Insulin zu produzieren. Dann leiden Sie nicht mehr so häufig unter Ihrem Unterzucker und Heißhunger.

Achtung: Wiederholen Sie bitte niemals mehrere Male Phase 1 und 2 hintereinander, sei es, weil Sie die Phasen unterbrechen mussten oder sei es, weil Ihnen der schnelle Gewichtsverlust gefiel. So machen Sie nämlich eine Crashdiät, über deren Nachteile bereits ausgiebig berichtet wurde.

5.2.1 ## Phase 1: der Neustart

Zwei Tage: nur die GEMÜSEBEILAGE, kein Fett und kein Salz.

Schaubild 13:

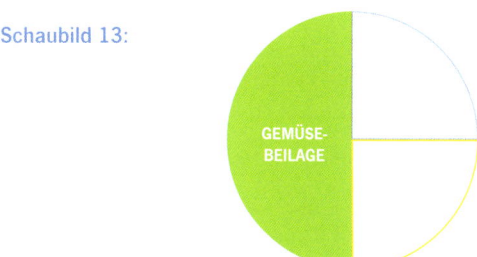

Starten Sie am besten an einem Wochenende mit den zwei Gemüse-tagen. Es funktioniert aber auch unter der Woche, wenn man sich nicht so viel für den Tag vornehmen muss. Betreiben Sie in der Zeit keinen exzessiven Sport. Malen Sie, gehen Sie spazieren, schlafen Sie viel, betreiben Sie Körperpflege wie ausgedehnte Bäder etc.

Essen Sie zwei Tage lang ausschließlich die Gemüseportionen des Kreises - ohne Öl und ohne Salz. Kräuter und Gewürze können Sie verwenden, da diese zur GEMÜSEBEILAGE zählen. Trinken Sie viel Wasser und Kräutertee (ungesüßt und ohne Aromen). Essen Sie drei- bis viermal die Gemüsemahlzeit und dazwischen machen Sie die eben beschriebenen Pausen.

GEMÜSEBEILAGE: 150 - 250 g Gemüse

Folgendermaßen könnte Ihr Speiseplan an den zwei Tagen aussehen:

Morgens: zwei bis drei Karotten

Mittags: 250 g Brokkoli (Brokkoli blanchieren, mit etwas Knoblauch eingerieben 20 Minuten im Backofen bei 200 Grad backen)

Abends: Gemüsesuppe (Paprika, Tomate, Zwiebel, Knoblauch, Oregano in Wasser gekocht)

Das sind lediglich Beispiele. Sie können auch einen Topf Gemüsesuppe für die zwei Tage kochen und drei- bis viermal davon essen.

Wenn Sie Kaffeetrinker sind, sollten Sie morgens eine Tasse schwarzen Kaffee trinken, damit Sie keine Kopfschmerzen bekommen. Am restlichen Tag können Sie versuchen, auf Kaffee zu verzichten, um den Effekt intensiver zu erleben und sich gegebenenfalls schon mal ein wenig von den großen Kaffeemengen zu entwöhnen.

Sie werden in den zwei Tagen ein anderes Körpergefühl haben. Für manche ist es schön, für andere ist es anstrengend – ähnlich wie beim Fasten. Auch Ihr Schlaf und Ihre Träume werden in dieser Phase intensiver sein. Sein Sie einfach offen und entspannt, und denken Sie immer daran, dass Sie das für Ihr Wohlbefinden machen, um die nächsten Mahlzeiten als gut schmeckend und befriedigend zu erleben und für Ihre Psyche, damit Ihnen bewusst wird, dass sich jetzt etwas ändert.

Auch wenn Sie bereits hier viel Körpergewicht verlieren, sollten Sie sich darüber bewusst sein, dass es hierbei lediglich um die beiden eben beschriebenen Aspekte geht. Der Gewichtsverlust ist zwar ein motivierender Nebeneffekt, aber alles, was Sie hier auf der Waage nicht mehr sehen, ist eingelagertes Körperwasser und Magendarminhalt und vielleicht minimale Verluste an Muskel- und Fettgewebe. In den nächsten Wochen verlieren Sie größere Mengen an Fettreserven. Deshalb machen Sie diesen Neustart auch nur einmal. Sollten Sie ihn aus irgendeinem Grund unterbrechen, machen Sie einfach mit der nächsten Phase weiter. Wie bereits erklärt, können Sie auch einfach so Ihre Ernährung umstellen wie in Phase 3, ohne die Einstiegsphasen 1 und 2. Die haben zwar für Körper und Psyche ihre Vorteile, sind aber manchmal nicht umzusetzen. Entscheiden Sie selbst, was für Sie gut passt.

5.2.2 Phase 2: Urlaub für die Bauchspeicheldrüse

7 bis 14 (maximal 21) Tage. Die Mahlzeit besteht aus der EIWEISS- und GEMÜSEBEILAGE, etwas Öl, vielen Kräutern, Gewürzen und mäßig Salz.

Schaubild 14:

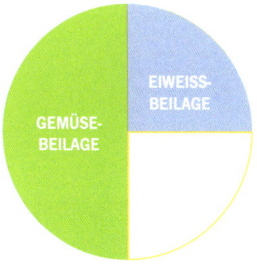

In Phase 2 essen Sie drei bis vier Mahlzeiten, halten Ihre Pausen ein und versuchen sich so viel wie möglich zu bewegen (siehe Kapitel 5.3.2).

EIWEISSBEILAGE: ca. 15 – 20 g Eiweiß pro Portion

Wählen Sie mindestens ein Drittel pflanzliche EIWEISSBEILAGEN, und wählen Sie maximal ein Drittel aus Fleisch und Ei in der Woche.

EIWEISSBEILAGE	pro Mahlzeit (g)	darin enthaltenes Eiweiß in Gramm
Fleisch mager	60 – 120 g	12 – 30
Fettes Fleisch/Hackfleisch	60 – 100 g	9 – 20
Geräucherte Geflügelbrust/ magerer Schinken	40 g auf das Körnerbrot	8 – 10
Fleischwurst/ Lyoner/ Salami	40 g auf das Körnerbrot	7 – 10
Fisch und Meeresfrüchte	60 – 120 g oder 40 g auf das Körnerbrot	9 – 27
Eier	1 – 2 Stück	10 – 15
Käse (hart & weich), Frischkäse	40 – 100 g je nach Fettgehalt und Mahlzeit	8 – 27
Quark	100 – 200 g (zum warmen Essen, Müsli oder als Zwischensnack)	9 – 26
Joghurt und Milch	200 – 250 ml (zum Müsli oder als Zwischensnack)	7 – 13
Nüsse	40 – 60 g (je nach Mahlzeit oder Snack)	6 – 18
Kerne		8 – 21
Tofu	100 – 120 g	10 – 18
Linsen, Bohnen, Erbsen (verzehrsfertig)	120 – 150 g	8 – 18
Sojajoghurt, Sojaquark/Seidentofu	200 – 250 ml	7 – 14
Sojamilch	(zum Müsli oder als Zwischensnack)	7 – 10
Sprossen aus Hülsenfrüchten	200 – 300 g	8 – 12
Sprossen aus Kernen	Für das Sprossen, die Ausgangsmenge der Kerne verwenden. Gewicht verdoppelt sich dann in etwa.	8 – 21
Pilze	400 – 500 g (roh) 80 – 120 g (gebraten)	7 – 26

Tabelle 20

- 150 – 200 g Naturjoghurt (Kuhmilch oder Soja) plus 80 g – 150 g säuerliches Obst (Beeren oder Apfelstücke) plus 2 TL Kerne
- 200 g Gemüse (roh oder gekocht mit Kräutern und Gewürzen) mit 60 – 80 g Käse
  - `oder` 50 g Nüsse und/oder Kerne
  - `oder` 150 g Kräuterquark
  - `oder` 60 – 100 g Fisch, magere Wurst/ Fleisch oder Sojawurst/ Tofu
  - `oder` Rührei (1 bis 2 Eier)
  - `oder` 150 g gekochte Hülsenfrüchte

Lassen Sie Ihrer Kreativität freien Lauf. Im Rezeptteil finden Sie viele tolle Rezepte, die Sie auch in dieser Phase umsetzen können. Verzichten Sie in dieser Phase jedoch auf die SÄTTIGUNGSBEILAGE und die NACHSPEISEN.

Das Gemüse kann pro Mahlzeit mit einem Esslöffel Pflanzenöl zubereitet werden, ebenso die EIWEISSBEILAGE. Ist diese bereits sehr fett, wie Nüsse, Kerne, Hackfleisch, fetter Käse, nehmen Sie für deren Zubereitung kein weiteres Fett.

Betreiben Sie die Phase 2 ein bis drei Wochen, je nach Gewichtsreduktionswunsch und Durchhaltevermögen. Hier verlieren Sie relativ schnell Körpergewicht. Trotz des ausreichenden Eiweißes kann es sein, dass Sie auch etwas an Muskelmasse verlieren. In Phase 3 wird diese wieder aufgebaut, ohne dass Sie eine Gewichtszunahme erkennen können, da sie den Platz mit dem Fett tauschen wird. Brechen Sie daher niemals hier alles ab, um sich wieder wie vor dem Prinzip GESund zu ernähren, sonst lagern Sie schnell alles Fett wieder ein.

> Da nun Ihre Bauchspeicheldrüse immer weniger Insulin produziert, wird Ihr Heißhunger auch immer weniger werden.

Gehen Sie einfach in die Phase 3 über, wenn Ihnen diese Phase zu extrem ist.

5.2.3 Phase 3: Fettverbrennung auf Hochtouren

Nun ist der Kreis komplett, und als NACHSPEISE können Sie bei Bedarf ein Stück Obst genießen.

Schaubild 15:

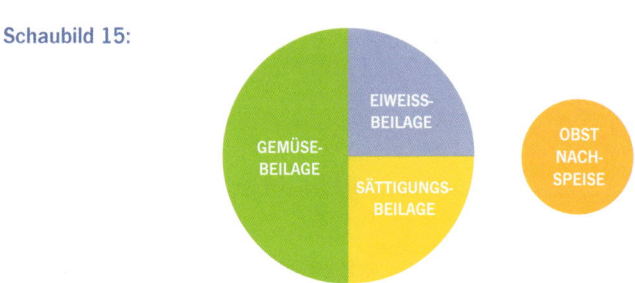

Diese Phase können Sie so lange betreiben, bis Ihr Körpergewicht im Normalbereich angelangt ist, denn Ihrem Körper wird es hier an keinen Nährstoffen mangeln. Die zusätzlich benötigte Energie wird über das abgebaute Körperfett frei.

Um Erfolge zu erzielen und alte Gewohnheiten zu ändern, sollten Sie so lange wie möglich auf NACHSPEISEN, wie Schokolade, Kuchen oder Eis, sowie alkoholische Getränke verzichten. Später (frühestens nach zwei Wochen) können Sie sich eine eigene Grenze setzen, wie zum Beispiel: „Maximal zweimal im Monat alkoholische Getränke." Und: „Ein- bis zweimal in der Woche eine Lieblingssüßigkeit nach dem Mittag- oder Abendessen genießen." Dann schauen Sie, ob Ihr Gewichtsverlust noch Ihren Erwartungen entspricht. Gleichen Sie Ihre Grenzen daran an.

Bewegen Sie sich so oft es geht. Da Ihr Insulinspiegel unter den jetzigen Bedingungen noch relativ niedrig ist, verbrennen Sie unter Bewegung noch schneller Fett.

SÄTTIGUNGSBEILAGE: ca. 28 – 30 g Kohlenhydrate pro **Portion**

Bevorzugen Sie Vollkornprodukte, die Sie mögen, denn die darin enthaltenen Ballaststoffe unterstützen den Fettverbrennungsprozess.

SÄTTIGUNGSBEILAGE

Weißbrot 60 g (1 Brötchen)
Toastbrot hell 60 g (2 – 3 Scheiben oder 1 – 2 Big-Toast-Scheiben)
Pizzateig 60 g (Teig einer halben kleinen Pizza)
Graubrot 70 g (1 Scheibe)
Knäckebrot 40 g (4 Scheiben)
Reiswaffeln 32 g (4 Stück)
Vollkornbrot 80 g (1 Scheibe)
Vollkorntoastbrot 63 g (2 – 3 normale oder 1 – 2 Big-Toast-Scheiben)
helle Nudeln 40 g roh/ 100 – 110 g gekocht
Vollkornnudeln 50 g roh/ 120 g gekocht
Reis 40 g roh/ 120 g gekocht
Couscous/ Graupen/ Grieß 40 g roh/ 120 g gekocht
Polenta/ Maismehl 40 g
Weizen oder Dinkel wie Reis 40 g roh/ 100 – 110 g gekocht
Kartoffeln 180 g roh/ 200 g gekocht
Gekochter Mais 150 g aufgeweicht oder gekocht
Helles Mehl für Teig 40 g (Weizen, Roggen, Dinkel, ...)
Vollkornmehl für Teig 45 g (Weizen, Roggen, Dinkel, ...)
Getreideflocken 45 g (3 EL)
Gnocchi oder Kartoffelknödel 100 – 120 g
Kartoffelbrei 200 g
Pommes, Kroketten 100 g
Salzgebäck/Filinchen 35 – 40 g

Tabelle 21

Kombinieren Sie ab jetzt in Phase 3 die Gruppen GEMÜSEBEILAGE, EIWEISBEILAGE (siehe Tabelle 20, S. 116) und SÄTTIGUNGSBEI-LAGE (siehe Tabelle 21, S. 119).

Beispiele

- Halbe Pizza mit Käse und Gemüse und Salat dazu
- 200 g Salat mit 100 g gebratenen Champignons und Vollkornbrötchen
- 110 g gekochte Nudeln mit Walnusstomatensoße (50 g Walnüsse, 200 g Tomaten, Zwiebeln, Knoblauch, Kräuter, ...)
- 120 g Reis mit 200 g Gemüse und 80 g Fleisch, Fisch oder Tofu

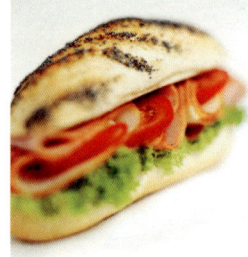

Und, und, und... Sie haben über Tausend Kombinationsmöglichkeiten und Ihrer Phantasie sind keine Grenzen gesetzt. Bleiben Sie pro Mahlzeit bei einem Esslöffel Öl für die Gemüsezubereitung und einem weiteren für die Zubereitung magerer EIWEISSBEILAGEN.

Verzehren Sie ein Stück oder eine Handvoll Obst zum Nachtisch, wenn Sie Appetit auf etwas Süßes haben.

Insgesamt enthält jede Mahlzeit durchschnittlich folgendes Nährstoffverhältnis:

Fett: 15 – 25 g
Eiweiß: 10 – 25 g
Kohlenhydrate: 45 – 65 g
Ballaststoffe: 15 – 25 g

Ihr Körper benötigt genau dieses Nährstoffverhältnis, um Depot-fett abzubauen. Folgend ein tieferer Einblick in die Biochemie, um den Hintergrund besser zu verstehen:

Im Durchschnitt verbraucht der Körper 500 g Glukose als Energiespender am Tag. Er löst sie in erster Linie aus den aufgenommenen Kohlenhydraten oder baut sie aus den aufgenommen Fetten. Wenn er nicht genügend Nahrung erhält, mobilisiert er diese erst aus dem körpereigenen Glykogen, dann aus den verfügbaren Fettsäuren und dem Muskeleiweiß.

In Phase 3 erhält Ihr Körper über die Nahrung täglich ca. 150 – 200 g Kohlenhydrate, die er in Glukose umwandeln kann. Zusätzlich bekommt er 60 – 70 g Fett, die neben den 40 – 60 g Ballaststoffen absolut wichtig sind, sonst würde der Blutzucker zu stark ansteigen, gefolgt von einer Unterzuckerreaktion. Dann bringt die Ernährungsform nichts. Quälender Heißhunger wäre die Folge. Ebenso werden durch das aufgenommene Fett Botenstoffe im Körper gebildet, die den Heißhunger auf Fettes senken. Dieses aufgenommene Fett nimmt der Körper ebenso zur Energiegewinnung. Somit bleibt ungefähr ein Viertel der Energie übrig, die der Körper benötigt und sich unter diesen günstigen Bedingungen aus dem vorhandenen Depotfett holen kann. Das sind dann zwischen 30 bis 70 g Fett am Tag.

Anfänglich, wenn viel Fett aus den Reservekammern mobilisierbar ist, kann das ein halbes Kilogramm Gewichtsverlust in der Woche sein, was sich aus Fettgewebe und gebundenem Gewebswasser zusammenstellt. Je weniger Fett dann nach und nach zu holen ist, umso langsamer wird die Gewichtsabnahme.

Viele machen sich Gedanken darüber, wie sie sich ernähren können, wenn sie unterwegs sind. Folgend einige Tipps für die Versorgung am festlichen Buffet, am Bahnhof oder im Restaurant: Verinnerlichen Sie den Kreis. Sie wissen nun, was zu den NACH-SPEISEN, den SÄTTIGUNGSBEILAGEN und was zu den EIWEISS-BEILAGEN gehört. Sie wissen, dass das Gemüse in der Mahlzeit ein energiearmer Füllstoff und Ballaststoffspender ist.

Suchen Sie sich die Komponenten zusammen. Kaufen Sie sich beispielsweise am Bahnhof ein Körnerbrötchen und einen Salat – schon haben Sie wieder alle drei wichtigen Komponenten.

Bei der Hochzeitsfeier gibt es häufig wunderbares Gemüse am Buffet zu finden. Machen Sie sich damit erst mal den halben Teller voll. Dann ein Stück Fleisch oder Fisch, ein paar Kroketten oder Nudeln und schon sind Sie satt. Dann holen Sie sich noch das leckerste Dessert und genießen es. Die nächsten Tage essen Sie dann einfach keine NACHSPEISEN.

Wenn Sie in einem Land Urlaub machen, wo es nur Weißmehlprodukte zu erwerben gibt, kaufen Sie sich erst mal eine Tüte Körner im Supermarkt. Damit können Sie jede SÄTTIGUNGSBEILAGE mit Eiweiß und Ballaststoffen aufwerten. Und: auf Reisen kann man perfekt als Zwischensnack 50 g Nüsse und ein Stück Obst verzehren. Das passt in jeden Rucksack, und man ist nicht auf Kiosksnacks oder anderes Fast Food angewiesen. Dieser Snack sättigt Sie mindestens zwei bis drei Stunden, bis Sie irgendwo wieder vollwertiges Essen auffinden.

5.2.4 Phase 4: gesunder Körper mit dem Prinzip GESund

Der Kreis ist komplett, SÄTTIGUNGSBEILAGE individuell hoch setzen, NACHSPEISEN und Alkohol moderat verzehren.

In Phase 4 steigen Sie ein, wenn Ihre Fettreserven zu Ihrer Zufriedenheit geschrumpft und Sie spürbar beweglicher und muskulöser sind. Nun, da sich Ihre Körperzusammensetzung verändert hat, benötigen Sie mehr Energie durch Kohlenhydrate, um in der Fettverbrennung zu bleiben, sonst schaltet der Stoffwechsel auf Sparmodus und die Fettreservekammern werden nicht mehr so leicht geöffnet. Setzen Sie in erster Linie die Sättigungsbeilagen um 50 bis 100 % hoch - je nachdem, wie viel Sport Sie treiben. Die Mahlzeit soll Sie sättigen. NACHSPEISEN wie Süßigkeiten und alkoholische Getränke nehmen Sie immer noch moderat zu sich, denn Ihr Körper wird sich in dieser Phase weiter verändern.

Sie werden weiterhin überflüssiges Fett ab- bauen, sogar an Stellen, wo Sie es nicht er- warten. Vielleicht nur noch ein Kilo in drei Monaten, aber wie gesagt, es ist möglich, schlank zu werden. Dieser Prozess kann zwar mehrere Monate dauern, aber der Kör- per ist nicht darauf ausgelegt, größere Fett- depots mit sich herumzutragen. Das kommt, wie Sie sich bestimmt erinnern, durch zu viel „Zucker", häufiges Essen, meist über den Sättigungspunkt hinaus, und häufigen Alko- holgenuss.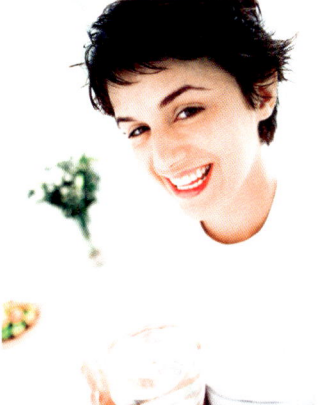

Essen Sie nach dem Kreis, wie es am Anfang dieses Buches ge- schildert wird (siehe Schaubild 7, Seite 58). Nun ist Ihre Ernährung so, wie Sie Ihr restliches Leben sein sollte: einfach gesund nach dem **Prinzip GESund!**

Ernähren Sie sich weiterhin bewusst und nehmen Sie jede Mahlzeit wahr. Sollten Sie doch mal häufiger und in kürzeren Abständen essen, nehmen Sie auch das bewusst wahr. Alte Muster bestanden häufig viel länger als diese Ernährungsumstellung, deshalb kommen sie gerne nach einer Zeit wieder durch. Lassen Sie sich in diesem Fall nicht entmutigen, sondern starten Sie immer wieder mit dem neuen Muster, dem **Prinzip GESund**. „Drei bis vier Mahlzeiten, nach dem Kreis essen, Pausen einhalten, …"

Sollten sich doch langfristig alte Muster einschleichen, die Sie wieder mit Heißhungerattacken belasten, können Sie noch mal bei Phase 1 starten und die weiteren Phasen durchlaufen. Aber machen Sie das höchstens ein- bis zweimal im Jahr. Da sich generell seit der Ernährungsumstellung Ihre Gewohnheiten geändert haben, kann es sein, dass Sie diesen Neustart gar nicht mehr benötigen.

Übrigens: Menschen, die an der Autoimmunerkrankung Hashimoto Thyreoditis (einer Schilddrüsenunterfunktion) leiden und deshalb Thyroxin einnehmen, können nach der Stoffwechselaktualisierung vom **Prinzip GESund** ihre Schilddrüsenwerte beim Arzt überprüfen lassen. Viele können danach die Thyroxin-Dosis um einiges reduzieren oder gar komplett absetzten.

Östrogenabsenkung bei Frauen

Die Überproduktion der Bauchspeicheldrüse an Insulin wird in erster Linie durch häufiges Snacken und zu viel süße und zuckerhaltige Nahrungsmittel begünstigt. Jedoch haben auch die Geschlechtshormone einen Einfluss auf die Entstehung dieser Überproduktion. Wenn beispielsweise Frauen die Verhütungshormone absetzen oder in die Wechseljahre eintreten, wird dieser Prozess durch ein rasches Absinken der Östrogene begünstigt. Diese Frauen merken das auch häufig daran, dass sie auf einmal Fett einlagern, obwohl sie sich so ernähren wie zuvor. Wer sich hier betroffen fühlt, sollte eine längere Zeit ausschließlich pflanzliche EIWEISSBEILAGEN und keine tierischen im Kreis wählen. Viele davon enthalten Phytoöstrogene, die im Körper an die

Östrogenrezeptoren andocken. Sie werden merken, dass Sie nun wieder normale Portionen essen können und trotzdem schlanker werden. Nach ein paar Wochen nehmen Sie die tierischen EIWEISSBEILAGEN in größeren Abständen wieder hinzu.

5.3 Wege entstehen, indem man sie geht.

Sie haben sich dafür entschieden, etwas an Ihrem Lebensstil zu ändern? Das ist bereits die halbe Miete. Sie wissen, oder zumindest ein unbewusster Teil in Ihnen weiß, dass Sie in der Lage sind, Ihr Ziel zu erreichen, sonst hätten Sie dieses Buch nicht gekauft. Behalten Sie dieses Ziel immer im Bewusstsein, denn der Stress des Alltags und mancher schlechte Gedanke oder Zweifel können diese Idee schnell wieder verhüllen und ganz vergessen lassen.

Haben Sie ein Foto von sich, auf dem Sie sich richtig toll finden? Stellen Sie es sich irgendwo hin, wo Sie es sehen können, oder wo es bei Ihnen ist (z.B. in Ihrem Terminkalender), und w i s s e n Sie, dass Sie schlank sein können! Schreiben Sie sich gerne etwas dazu. Zum Beispiel: Ich kann schlank sein., Ich bin schlank., Bald bin ich schlank., Ich habe es verdient, schlank zu sein. – was Sie möchten.

Sie können noch mehr machen: Was haben Sie bisher gedacht, wenn Sie eine schlanke Person sahen? Viele denken insgeheim von Neid angefressen: „Ahhh, ist die/der unverschämt schlank. So kann ich nie aussehen... So ein Mist!" und fühlen sich dabei schlecht und unattraktiv. Versuchen Sie doch mal Folgendes zu denken: „So schön schlank wie die/der bin ich auch bald!"

Es geht hierbei nicht um ein mystisches Geheimnis, sondern lediglich darum, aus Angst und Zweifel bestehende Glaubenssätze aufzulösen. Wie bereits beschrieben, herrschen in unserer Gesellschaft viele absonderliche Normen, die gerade von Menschen mit einem geringen Selbstvertrauen unbewusst angenommen werden. Übernehmen Sie die Verantwortung für sich, und lassen Sie sich von niemandem ungefragt in Ihr Lebenskonzept reinreden. Sie können Ihre Ziele erreichen. Manche benötigen eben nur ein wenig Zeit.

5.3.1 Zucker für die Seele

Viele kennen es: die Arbeit, die Familie... – alle fordern und oftmals mehr als man geben kann. Vielleicht ernähren Sie sich jetzt gesünder, aber der ganze Stress rundum sorgt häufig dafür, wieder in alte Muster zu fallen. Es ist leicht gesagt, die Dinge nicht mehr so stark an sich ran zu lassen. Aber auch hier kann man es wenigstens immer wieder versuchen. Denn zu viel Stress raubt Ihnen nicht nur Ihre Lebensqualität, sondern hindert Sie auch beim Abnehmen.

Bei Stress werden die Neurotransmitter Adrenalin und Dopamin ausgeschüttet. Diese stimulieren die Ausschüttung des Hormons Cortisol, das die Glukoseproduktion in der Leber antreibt. Fette und Eiweiße werden zum Hauptenergielieferanten Glukose abgebaut, damit der Körper schnell Energie bekommt. Aber die Nährstoffe, die Sie in diesen stressigen Zeiten zu sich nehmen, werden nun mehr eingelagert als sonst. Das bedeutet, wenn Sie im Stress sind und nicht essen, nehmen Sie schneller ab – aber auch viel Muskelmasse. Wenn Sie aber ein Stressesser sind, nehmen Sie umso mehr zu, weil das Fett schneller eingelagert wird. Ebenso wird durch das Überangebot an Glukose auch mehr Insulin von der Bauchspeicheldrüse produziert, damit die Zellen schnellstmöglich Energie bekommen. Doch die Zellen benötigen meist keine weitere Glukose, weil wir im Stress häufig nicht mehr auf der schweißtreibenden Flucht sind, sondern eher viel sitzen. Sind die Zellen mit Glukose überfüllt, wird diese in Fett umgewandelt.
Und: Zu viel Insulin im Blut führt neben der gestoppten Fettverbrennung zu weiterem Stress, nämlich in den Unterzucker, der Ihnen mit Müdigkeit und Unausgeglichenheit auf das Gemüt schlägt. Es hängt also alles zusammen.

Was entspannt Sie? Schwimmen, Sauna, Massagen, gut riechende Öle oder Bäder, spazieren gehen, Ausstellungen, Konzerte, ...? Auch wenn diese Unternehmungen früher immer hinten anstehen mussten, nehmen Sie sich ab jetzt bitte die Zeit dafür. Schreiben Sie alles auf, was Ihnen Spaß macht. Dann nehmen Sie Ihren Terminkalender und machen mit sich selbst Termine aus, um sich das zu gönnen, was Sie mögen. Diese Termine sind nun in der Priorität so hoch wie Arzttermine! Neben dem Balsam für Ihre Seele, senken Ihre persönlichen Entspannungsrituale nun auch Ihr fetteinlagerndes Stresshormon.

> **Deshalb gehören eine vollwertige Ernährung, Bewegung und Entspanntheit unbedingt zusammen.**

> Auch wenn der gegenwärtige Stressabbau schneller mit dem Genuss von Süßigkeiten geht, im Endeffekt werden Sie mehr Zeit damit verbringen, Ihre Pfunde wieder los zu werden.

All die Süßigkeiten, die einem das Leben versüßen, der Alkohol zum Entspannen, die häufigen Snacks oder das Essen über den Sättigungspunkt hinaus, weil es gerade so gut schmeckt – wofür steht all das? Das alles kann mit einer einzigen Antwort nicht geklärt werden, aber genauso langsam wie Sie Schicht für Schicht Ihre Fettpölsterchen abbauen, können Sie auch an Ihren inneren Fragestellungen arbeiten. Auch hierbei gibt es kein allgemeines Rezept. Seien Sie offen und ehrlich sich selbst gegenüber und experimentieren Sie mit dem, was Sie interessant oder reizvoll finden. Es gibt viele Wege, etwas über sich zu erfahren. Den einen hilft das Reisen in ferne Länder, um ihre Sehnsüchte zu stillen und ihre innere Welt zu verstehen. Andere reisen gleich nach innen und suchen sich Unterstützung von Menschen, die ihnen diese Welt nach außen spiegeln und dabei helfen, diese zu verstehen.

> **Nur Sie können für sich den richtigen Weg finden.**

5.3.2 Bewegung: Qualität statt Qual

Wer viel Insulin im Blut hat und volle Glukosespeicher in den Zellen, baut beim Sport Muskeln auf und verbrennt kein Fett. Diesen Effekt erleben viele, die mit zwei- bis drei Fitnessstudiobesuchen in der Woche abnehmen möchten und ansonsten nichts an ihrer Ernährung verändern. Nach den ersten Trainingswochen haben sie dann vielleicht ein bis zwei Kilo zugenommen. Viele gehen dann nicht mehr ins Fitnessstudio, weil „es ja eh nix bringt". Die Studios profitieren von genau dieser Frustration. Die Ernährungsberatung dort ist häufig auch noch darauf ausgelegt, Eiweiß-Shakes zu verkaufen und trägt selten zur Klärung von Stoffwechselprozessen bei.

Viele Menschen sind dann ratlos, weil sie vom Sport nicht abnehmen und glauben, sie hätten eine hormonelle Erkrankung. Einige von ihnen gehen dann zum Arzt und machen aufwendige Tests, die entweder das Gesundheitssystem oder ihren Geldbeutel enorm belasten.

> Um beim Sport oder mit Bewegung Fett zu verbrennen, ernähren Sie sich einfach nach dem **Prinzip GESund**.

Welche Bewegung, welcher Sport gefällt Ihnen?

Sie müssen dafür nicht ins Fitnessstudio gehen, außer Ihnen gefällt

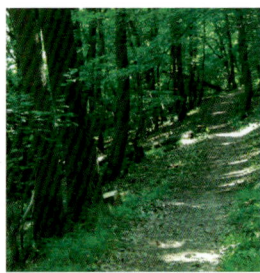

diese Art des Trainings. Auch quälen Sie sich bitte nicht mit exzessivem Joggen. Wer viel Körperfett hat, reißt sich beim Joggen das Gewebe kaputt und belastet seine Gelenke enorm. Außerdem kommt der untrainierte Muskelstoffwechsel zu schnell in die anaerobe Phase. Das bedeutet, dass der Muskel keinen Sauerstoff mehr bekommt, und dann findet dort auch keine Fettverbrennung mehr statt. Ebenso wird Sie ein zu anstrengender Sport frustrieren und stressen. Und bei Stress produziert der Körper Cortisol. Dann werden Sie nur schwer Fett verbrennen. Untrainierte verbrennen besser Fett bei weniger anstrengendem Sport. Straffes Spazieren, Schwimmen, Radfahren, Tanzen, ja, selbst Hausarbeit fällt darunter. Betreiben Sie das mindestens drei- bis viermal in der Woche eine Stunde lang.

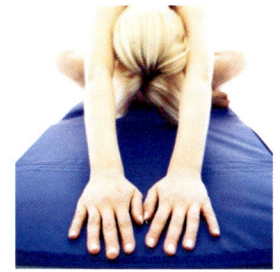

Und machen Sie ebenso oft in der Woche bis täglich eine halbe Stunde Dehn- und Muskelübungen. Das geht auch vor dem Fernseher. Wenn Sie keine Übungen kennen, besorgen Sie sich ein Buch oder informieren Sie sich im Internet über Gymnastik, Yoga, progressive Muskelentspannung – was Ihnen gefällt.

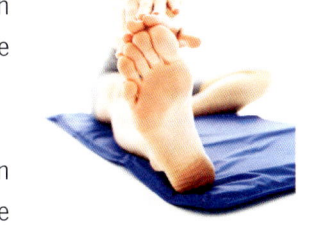

Nehmen Sie so oft es geht die Treppe anstatt den Aufzug und nehmen Sie die Wege zu Fuß, die möglich sind. Denn immer, wenn Sie das tun und sich nach dem Prinzip GESund ernähren, verbrennen Sie überflüssiges Fett.

Die einzigen Ausgaben, die für Ihren Sport empfehlenswert sind, sind die für bequeme und feste Schuhe. Diese werden Sie bei Ihren vielen Wegen benötigen und schonen dabei Ihre Füße.

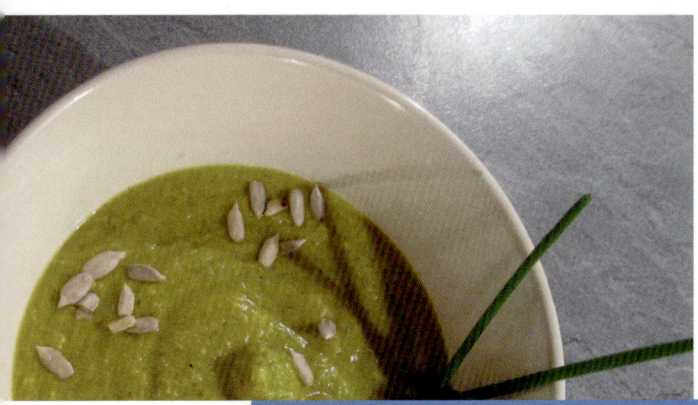

6. Rezepte

In diesem letzten Kapitel finden Sie einige Rezeptvorschläge, die Ihrer Kreativität auf die Sprünge helfen können. Sie helfen Ihnen beim Verständnis und der Umsetzung des **Prinzip GESund** und ermöglichen Ihnen einen sicheren Anfang in der Ernährungsumstellung. Alle Rezepte sind so aufgebaut, dass Sie Ihre bevorzugten Lebensmittel aus bestimmten Gruppen kombinieren können. In allen Rezepten werden Lebensmittel verwendet, die in bekannten, finanzier- und erreichbaren Supermärkten zu erwerben sind. Somit ist die Ernährungsumstellung „für jeden Geldbeutel" möglich.

Jedes Rezept ist für eine Portion berechnet. Sie brauchen also nur die Zutaten auf die jeweilige Portionenanzahl hochzurechnen, für die Sie kochen möchten.

Zur Information sind die **GEMÜSEBEILAGE grün**, **EIWEISSBEI-LAGE hellblau** und die **SÄTTIGUNGSBEILAGE gelb** markiert.

Für die SÄTTIGUNGSBEILAGEN gibt es keine Grammangaben. Schauen Sie dazu in die entsprechenden Tabellen 19 auf S. 85 und 21 auf S. 119 – je nachdem, in welcher Phase Sie sich befinden. Die Mengen für die EWEISSBEILAGEN entnehmen Sie Tabelle 20 auf S. 116. Rechnen Sie sich je nach körperlicher Konstitution 10 – 20 % zu oder ab wie es auf S. 110 beschrieben ist.

Bei mehreren EIWEISSBEILAGEN (z.B. drei), teilen Sie Grammangaben einfach durch die Anzahl (z.B. durch drei). Das werden Sie auch
häufig bei den Rezepten sehen.

6.1 Das Frühstück

6.1.1 Joghurt-Obst-Müsli

- 200 bis 250 g Naturjoghurt (Kuhmilch oder Soja)
- 4 – 6 Esslöffel Müslimischung (Rezept: 500 g
  Haferflocken kernig, 500 g Haferflocken zart,
  200 g Nüsse, 200 g Kerne, nur bei Bedarf:
  100 – 150 g Trockenobst)
- Stück Obst (z.B. 1 Apfel oder ½ Apfel und
  ½ Banane oder 80 – 150 g Beeren)

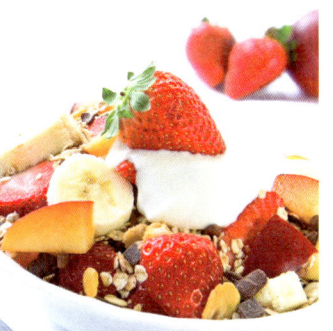

6.1.2 Brote mit EIWEISSBEILAGE belegt und dazu Gemüsestücke

- 1 bis 2 Scheiben Brot
- 40 – 60 g Wurst, Schinken, Käse, pflanzlicher Brotaufstrich
  (z.B. auf Kern-, Soja- oder Pilzbasis) oder 100 g Kräuterquark
  An einem Tag in der Woche ein Frühstücksei dazu.
- 150 – 200 g Rohkoststücke (Paprika, Gurke, Tomate, Radieschen, Kohlrabi, ...)

6.1.3 Nuss-Obst-Brot

Vollkornbrot mit Kernen, mit Erdnussbutter beschmieren und mit
Apfel und Bananenstücken belegen.

Viele der folgenden Rezepte enthalten Zwiebeln und Knoblauch. Das sind die Zutaten, die häufig auch in getrockneter Form in Tütensüppchen/-soßen und anderem Fast Food enthalten sind. Sie geben Ihrem Essen Geschmack. Trauen Sie sich, diese zwei heilkräftigen Gemüse einzusetzen. Sie werden schmecken, wie diese Ihr Essen aufwerten.

6.2.1 Nudeln mit Tomatensoße

- Spagetti-Nudeln (wenn es Ihnen schmeckt, dann Vollkornspagetti)
  Soße:
- 1 – 2 Esslöffel Pflanzenöl
- Zwiebel, Knoblauch, Oregano, Thymian und Basilikum sowie Chili (wer´s gern schärfer mag)
- 200 g Tomaten und rote Paprika
- 1 Esslöffel Tomatenmark

Zubereitung:

Die Zwiebel fein schneiden, den Knoblauch pressen und beides im Öl in einer Pfanne anbraten. Nun die gewaschene und gewürfelte

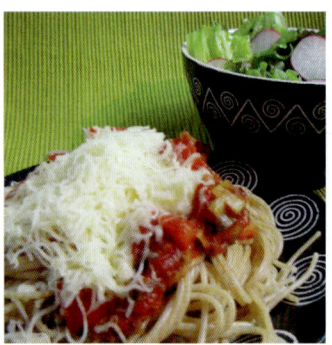

Paprika und Tomate dazu geben und für ein bis zwei Minuten unter Rühren weiter braten. Dann geben Sie einen Schuss Wasser dazu, stellen die Hitze auf die mittlere Stufe, geben das Tomatenmark, alle Kräuter und Gewürze dazu, decken die Pfanne mit einem Deckel ab und lassen die Soße 10 Minuten köcheln.

Folgend die verschiedenen EIWEISSBEILAGEN, die Sie für diese Mahlzeit wählen können:

100 g Tofu: in kleine Würfelchen schneiden. Geben Sie ihn mit der Zwiebel und dem Knoblauch mit in die Pfanne.

oder 50 g Walnüsse: zerbröseln Sie die Nüsse erst etwas. Geben Sie sie dann mit der Tomate und die Paprika in die Pfanne.

oder 80 g Rinderhackfleisch: braten Sie das Fleisch mit der Zwiebel und dem Knoblauch an, und verzichten Sie hier auf das Öl.

oder 60 g Streukäse: streuen Sie sich den Käse am Ende über Ihre Nudeln mit Soße.

oder 150 g Kräuter-Quark: Rezept S. 142. Machen Sie sich einen Klecks neben Ihre Nudeln mit Soße. Schmeckt sehr lecker, wenn die Tomatensoße etwas schärfer ist.

6.2.2 Großer Salat

- (Vollkorn-) Brötchen
- 1 – 2 Esslöffel Pflanzenöl
- 1 Esslöffel Zitronensaft oder Essig
- 2 Esslöffel Wasser
- ½ kleine Zwiebel
- 1 Teelöffel frische Kräuter oder tiefgefrorene Kräutermischung
- Pfeffer, Salz
- 200 g Blatt- und Rohkostsalat (z.B. ein paar Gurkenscheiben und Paprikastücke)

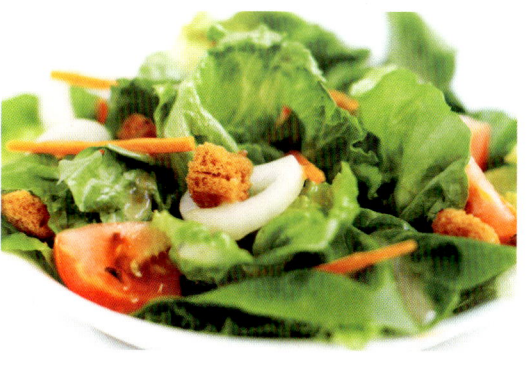

Verschiedene EIWEISSBEILAGEN:

500 g frische Pilze braten (ergibt ca. 80 – 100 g gebratene Pilze)

oder 80 g gebratene Geflügelbrust

oder 50 g geröstete Kerne (z.B. Kürbiskerne)

oder 60 g Käsewürfel (z.B. Schafskäse)

oder 30 g gebratene Pilze, 30 g Käse und 1 Esslöffel Sonnenblumen-kerne als Topping

oder 60 g Käse-Schinkenrollen

oder 30 g Käse und 30 g Thunfisch

...

6.2.3 Pizza

- Teig (entweder fertigen Teig verwenden oder selber machen: siehe rechts)
- 30 – 50 ml Tomaten-Kräutersoße (Tetrapack)
- Oregano, Pfeffer und Salz
- 1 Esslöffel Pflanzenöl
- 100 g Beilagensalat (Rohkost- und Blattsalat mit frischen Kräu-tern, Gewürzen, Essig und Öl)

Verschiedene von etlichen Belag-Variationen für 1 bis 2 Pizza-Stücke:

60 g Streukäse und 80 g Paprika, Tomaten und Zucchini

oder 40 g gebratene Pilze und 30 g Sonnenblumenkerne sowie 80 g Paprika, Tomaten und Zucchini

oder 80 g Mozzarella, Knoblauch und 80 g Spinat

oder 1 Ei, 30 g Käse, Knoblauch und 80 g Spinat

oder 30 g Käse und 30 g Thunfisch oder Schinken und 80 g Ge-müse

6.2.4 Indische Gemüse-Reis-Pfanne

- Reis oder Couscous und doppelte Menge Wasser
- 2 Esslöffel Pflanzenöl
- ½ Zwiebel
- ¼ – ½ Knoblauchzehe, Curry, Paprikapulver, Chili und Sojasoße
- 200 g Lieblingsgemüse (Brokkoli, Zucchini, Kohlrabi, Karotte, ...)

EIWEISSBEILAGEN und Kombinationsmöglichkeiten:

100 g Tofu
oder 100 g Hühnerbrustfleisch
oder 160 g frische Champignons, 20 g Cashewkerne, 40 g Hühner-brustfleisch

Zubereitung:

Die Zwiebel fein schneiden, den Knoblauch pressen und beides im Öl in einer Pfanne etwas anbraten. Nun die gewürfelte GEMÜSE- und EIWEISSBEILAGE dazu geben und unter Rühren weiter braten.

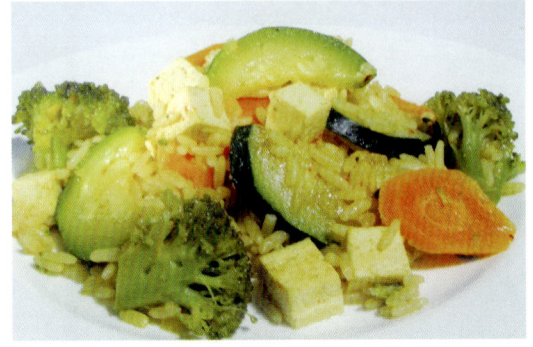

Danach mit dem Wasser aufgießen, den Reis oder den Couscous unterrühren und alles für die entsprechende Garzeit köcheln lassen. Gelegentlich umrühren.

Tipp: Den gewürfelten Tofu zuvor mit Sojasoße, Paprika- und Currypulver marinieren.

6.2.5 Eintopf mit Gemüse und Hülsenfrüchten

- Kartoffeln
- 1 – 2 Esslöffel Pflanzenöl
- ½ Zwiebel
- ¼ – ½ Knoblauchzehe
- 200 g Lieblingsgemüse (Brokkoli, Zucchini, Kohlrabi, Karotte, ...)
- Pfeffer und Salz. Mit Curry, Kurkuma, Kümmel, Chili und Kokosmilch wird es ein indisches Curry, mit mehr Sellerie im Gemüse und Petersilie gewürzt wird es eine traditionelle „dicke Suppe", wie beispielsweise die Linsensuppe.
- 120 – 150 g aufgeweichte Linsen, Bohnen oder (Kicher-)erbsen

Entweder Sie nehmen die Hülsenfrüchte aus der Konserve oder Sie weichen 40 – 50 g trockene Hülsenfrüchte über Nacht auf und kochen diese. Die Linsen müssen Sie nicht über Nacht aufweichen. Kochen Sie diese nie mit Salz, sonst gehen sie nicht auf.

Zubereitung:

Braten Sie das Gemüse im Öl in einem großen Topf etwas an, und geben Sie dann 200 ml Wasser, die aufgeweichten Hülsenfrüchte, die gewürfelten Kartoffeln sowie die Gewürze hinzu. Lassen Sie es dann 20 Minuten kochen.

6.2.6 Gebratene Nudeln oder gebratener Reis

- Nudeln oder Reis
- 1 – 2 Esslöffel Pflanzenöl
- ½ Zwiebel
- ¼ – ½ Knoblauchzehe
- 200 g Karotte, Lauch, Kohlrabi, Bambus, ...
- Schuss Sojasoße, Pfeffer und Salz

EIWEISSBEILAGEN und Kombinationsmöglichkeiten:

300 g Sojasprossen

oder 150 g Sojasprossen und 1 Ei

oder 150 g Sojasprossen und 50 g Tofu

Zubereitung:

Kochen Sie die Nudeln oder den Reis. Schneiden Sie das Gemüse in feine Stifte und braten Sie es sowie den gepressten Knoblauch und die fein geschnittene Zwiebel in einer Pfanne im Öl an. Nun geben Sie die EIWEISSBEILAGE und die gekochten Nudeln oder den Reis dazu. Braten Sie alles gut durch und würzen Sie es mit einem Schuss Sojasoße. Das Gericht ist fertig, wenn das Gemüse noch knackig ist.

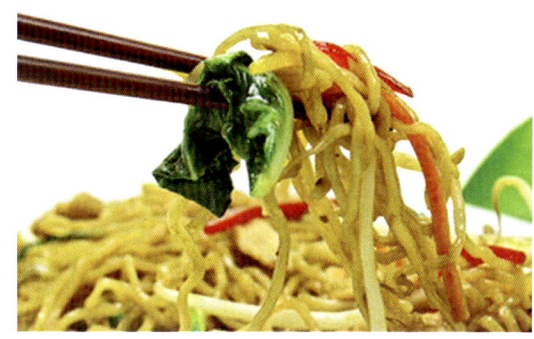

- Salzkartoffeln oder Klöße
- 1 – 2 Esslöffel Pflanzenöl
- ¼ – ½ Knoblauchzehe
- 500 g Champigons oder andere Pilze
- Schuss Sahne, Milch- oder Sojasahne
- Paprikapulver, Pfeffer und Salz

Verschiedene GEMÜSEBEILAGEN:

200 g Knackiger Salat (Rohkost- und Blattsalat mit frischen Kräutern, Gewürzen, Essig und Öl)

oder 200 g Rotkraut (kann auch mal aus dem Glas genommen werden)

oder 200 g Ofen-Gemüse (Gemüse erst blanchieren oder Tiefkühlgemüse wählen. Dieses mit Knoblauch, etwas Pflanzenöl und Gewürzen marinieren und 15 Minuten bei 200 Grad im Backofen backen.)

Zubereitung:

Kartoffeln oder Klöße kochen. Die gewaschenen Pilze in Stücke schneiden und mit dem gepressten Knoblauch in einer Pfanne im Öl braten. Geben Sie Salz und Paprikagewürz dazu und erst am Ende den Pfeffer. Dann gießen Sie einen Schuss Sahne dazu.

6.2.8 | **Feurige Happen mit Gemüsereis und Kräuterquark**

- Reis oder Kartoffeln
- 1 Esslöffel Pflanzenöl
- ½ Zwiebel
- ¼ – ½ Knoblauchzehe

- Salz, Pfeffer, Paprika, Chili
- 200 g Gemüse

Zubereitung:

Reis im Wasser köcheln lassen. 10 Minuten vor Ende klein gewürfeltes Gemüse, gepressten Knoblauch, Öl und Gewürze dazu geben.

Marinade der EIWEISSBEILAGE:

1 Esslöffel Tomatenmark, 1 EL Pflanzenöl, Paprikapulver, Chili, Salz

Zubereitung:

Alles in einer Schüssel verrühren, dann die EIWEISSBEILAGE dazu geben und etwas umrühren. Marinierte EIWEISSBEILAGE auf dem Backpapier verteilen und bei 250 Grad im Backofen backen (Fisch und Tofu 10 – 15 und Fleisch 20 – 25 Minuten).

EIWEISSBEILAGE:

- 80 g Tofu
- oder 80 g Geflügel- oder Rindfleisch
- oder 80 g Fischfilet

Dazu ein Klecks (60 g) Kräuterquark (Rezept S. 142)

6.2.9 Gefüllte Paprika

- Reis
- 1 große Paprika
- 1 – 2 Esslöffel Pflanzenöl (außer bei Hackfleisch pur)
- ½ Zwiebel
- ¼ – ½ Knoblauchzehe, Pfeffer, Chili, Paprikagewürz, Salz

EIWEISSBEILAGE:

   1 Ei

`oder` 60 g Hackfleisch

`oder` 30 g Sonnenblumenkerne

`oder` ⅓ Ei, 20 g Hackfleisch und 10 g Kerne

Dazu ein Klecks (60 g) Kräuterquark. (Rezept S. 142)

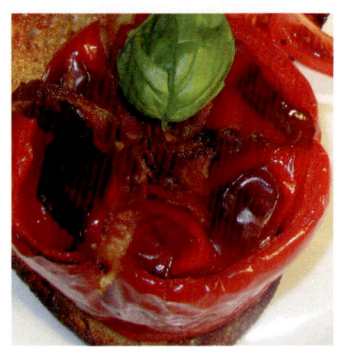

Zubereitung:

Paprika halbieren, aushöhlen und die inneren Seiten leicht salzen. Reis kochen. Gepressten Knoblauch und fein geschnittene Zwiebel im Öl in einer Pfanne kurz anbraten. Dann den Reis und die Gewürze dazugeben. Wenn Sie als EIWEISSBEILAGE Kerne wählen, können diese auch kurz mit angebraten werden. Das Ei oder Hackfleisch wird roh mit dem gewürzten Reis vermengt. Befüllen Sie mit der Masse Ihre Paprikahälften und stellen Sie diese bei 200 Grad ca. 20 Minuten in den Backofen.

6.2.10 | Pürierte Gemüsesuppe mit Kernen

- 200 g Kartoffeln
- 50 g Sonnenblumenkerne
- 1 Esslöffel Pflanzenöl
- ½ Zwiebel
- ¼ – ½ Knoblauchzehe
- 200 g Gemüse (Sellerie, Lauch, Karotte und Kohlrabi oder Blumenkohl)
- 250 ml Wasser
- Pfeffer, Salz

Zubereitung:

Die Sonnenblumenkerne, die fein geschnittene Zwiebel und den gepressten Knoblauch im Öl anbraten. Nun die gewürfelten Gemüse-

und Kartoffelstücke dazugeben und kurz weiter braten. Dann mit dem Wasser aufgießen und 20 Minuten bei mittlerer Hitze köcheln lassen. Danach nehmen Sie die Suppe vom Herd und pürieren diese bis sie sämig ist.

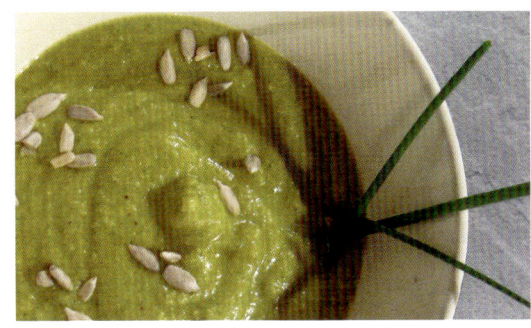

Tipp: ein paar Spritzer Zitronensaft dazugeben.

6.2.11 | Kartoffel-Gemüse-Auflauf mit Käse überbacken

- Kartoffeln
- 200 g Blumenkohl und Brokkoli
- 1 Esslöffel Pflanzenöl
- 1 Teelöffel Mehl (leicht gehäuft)
- 100 ml Milch und 100 ml Wasser
- Pfeffer, Muskatnuss und Salz
- 60 g – 80 g Käse

Zubereitung:

Kartoffeln 15 Minuten kochen. Danach schälen, in Scheiben schneiden und in eine Auflaufform geben. Gemüse waschen, in Stücke schneiden, 5 Minuten blanchieren und auch in die Auflaufform geben.

Soße: Das Öl in einem Topf erhitzen, das Mehl dazu geben und kräftig mit einem Schneebesen verrühren. Dann das Milch-Wasser-

Gemisch drauf gießen, Pfeffer, Muskatnuss und Salz dazugeben und weiter rühren. (Die Soße sollte würzig schmecken, weil diese sich jetzt mit dem ungewürzten Gemüse und Kartoffeln vermischt.) Dann alles über das Gemüse geben und mit Käsescheiben bedecken. Nun den Auflauf 15 Minuten bei 200 Grad im Backofen überbacken.

6.3 Vierte Mahlzeit: der Zwischensnack

Die folgenden Zwischenmahlzeiten können große Abstände (ab 6 Stunden) zwischen den Hauptmahlzeiten überbrücken:

- 50 g Nüsse oder Kerne und Stück Obst oder Gemüse
- Eine Scheibe Brot mit EIWEISSBEILAGE belegt und dazu 150 g Gemüsestücke
- 200 – 250 ml Naturjoghurt (Kuh oder Soja) mit frischen Obststücken
- Gemüsesticks mit 150 g Kräuter-Quark

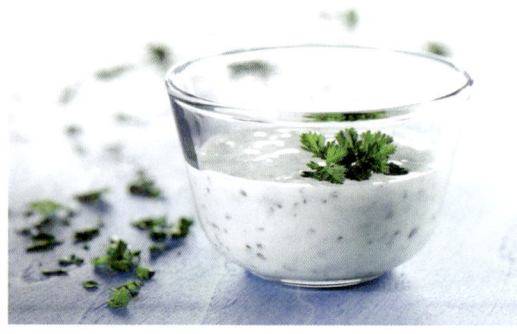

Kräuter-Quark:
250 g Quark (40 % Fett i. Tr.) und 500 g Magerquark, Zwiebel, Knoblauch (je nach Vorliebe), Pfeffer, Salz, frische Kräuter (mindestens Schnittlauch und Petersilie) oder Tiefkühl-Kräutermischung

Zubereitung:

Zwiebel fein hacken, Knoblauch pressen, Kräuter waschen und klein schneiden, alles mit dem Quark und den Gewürzen vermischen. Schmeckt super auf frischem Vollkornbrot und eignet sich auch als Dipp für Gemüsesticks.

Buchempfehlungen

Einführung in die Ernährungslehre
Ernst Kofrányi (Autor)
Willi Wirths (Autor)
Umschau Buchverlag; Auflage: 12.,
vollst. überarb. A.
(September 2007)
ISBN: 978-3865281241

Taschenatlas der Ernährung
Hans-Konrad Biesalski (Autor)
Peter Grimm (Autor)
Thieme, Stuttgart; Auflage: 5.,
überarbeitete und erweiterte Auflage.
(23. Februar 2011)
ISBN: 978-3131153555

Referenzwerte für die Nährstoffzufuhr
Deutsche Gesellschaft für Ernährung (DGE)
(Herausgeber)
Umschau Buchverlag; Auflage: 1.
3. vollständig durchgesehener und korrigier-
ter Nachdruck (Oktober 2008)
ISBN: 978-3865281289

**Der Darm denkt mit: Wie Bakterien,
Pilze und Allergien das Nervensystem
beeinflussen**
Klaus-Dietrich Runow (Autor)
Südwest Verlag; Auflage: 3
(21. Februar 2011)
ISBN: 978-3517086675

Pilze im Körper - Krank ohne Grund?
Pilzinfektionen erkennen und heilen,
durch gesunde Ernährung vorbeugen
Gaby Guzek (Autor)
Elisabeth Lange (Autor)
Südwest Verlag; Auflage: 11
(25. Februar 2004)
ISBN: 978-3517065588

**Bauchgefühl:
Praktische Schritte zur Heilung von
Verdauungsproblemen, Übergewicht,
Schlaflosigkeit, Kopfschmerzen und
Depression**
Pierre Pallardy (Autor)
Goldmann Verlag (8. Januar 2008)
ISBN: 978-3442218042

**Die Ernährungsdiktatur:
Warum wir nicht länger essen dürfen,
was uns die Industrie auftischt**
Tanja Busse (Autor)
Karl Blessig Verlag;
1. Auflage (12. April 2010)
ISBN: 978-3896674203

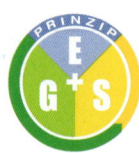

Meine Rezepte

Für Ihre Rezepte, tragen Sie erst die Nahrungsmittel, die Sie gerne mögen, in die verschiedenen Sparten ein und kreieren dann daraus auf der Seite 147 Ihre Lieblingsrezepte. Dafür ergänzen Sie pro Portion jeweils 1 – 2 Esslöffel Fett in Form von Öl, Butter, Sahne, Kokosmilch etc. sowie Salz, Kräuter und Gewürze.

GEMÜSEBEILAGE

Gemüse, das mir schmeckt:

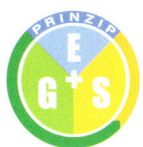

EIWEISSBEILAGE

(Wählen Sie mindestens ein Drittel pflanzliche EIWEISSBEILAGEN, und wählen Sie maximal ein Drittel aus Fleisch und Ei in der Woche.)

Tierische EIWEISSBEILAGEN, die mir schmecken:

Pflanzliche EIWEISSBEILAGEN, die mir schmecken:

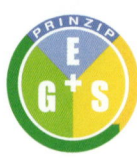

SÄTTIGUNGSBEILAGE

(Bevorzugen Sie Vollkornprodukte, die Sie mögen, denn die darin enthaltenen Ballaststoffe unterstützen den Fettverbrennungsprozess.)

SÄTTIGUNGSBEILAGEN, die mir schmecken:

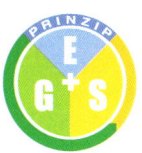

Meine Rezepte

Photos: Miriam Eisenhauer, easy-verlag, fotolia, istock

ISBN 978-3-9429-7101-0

www.easyverlag.de